JN292745

臨床医のための
症例プレゼンテーション
A to Z

英語CD付

齋藤中哉 著
自治医科大学客員教授

Alan T. Lefor 編集協力
自治医科大学教授

Oral Case Presentation

医学書院

著者略歴

齋藤中哉　一般社団法人 The Honolulu Academy of Medicine 代表理事

茨城県日立市生まれ。京都大学大学院工学研究科分子工学専攻修士課程修了。大阪大学医学部医学科卒業。大阪大学医学部附属病院と大阪府立病院（現大阪府立急性期総合医療センター）に研修医，医員として勤務の後，東京医科大学八王子医療センター腎臓内科助手。2003年より University of Hawaii John A. Burns School of Medicine Visiting Scholar。2004年から現在に至るまで，庄内余目病院透析センター医師。2005年からは自治医科大学にて，2006年からは東京医科大学にても，教員の教育能力向上のための faculty development に従事。2010年より現職。専門は内科，医学教育，キャリア教育。
E-mail:nakaya@honolulu-med.ac

臨床医のための症例プレゼンテーションA to Z［英語CD付］

発　行　2008年7月15日　第1版第1刷ⓒ
　　　　2012年8月1日　第1版第3刷

著　者　齋藤中哉（さいとうなかや）

発行者　株式会社　医学書院
　　　　代表取締役　金原　優
　　　　〒113-8719　東京都文京区本郷1-28-23
　　　　電話　03-3817-5600（社内案内）

印刷・製本　三美印刷

本書の複製権・翻訳権・上映権・譲渡権・公衆送信権（送信可能化権を含む）は㈱医学書院が保有します。

ISBN978-4-260-00278-3

本書を無断で複製する行為（複写，スキャン，デジタルデータ化など）は，「私的使用のための複製」など著作権法上の限られた例外を除き禁じられています．大学，病院，診療所，企業などにおいて，業務上使用する目的（診療，研究活動を含む）で上記の行為を行うことは，その使用範囲が内部的であっても，私的使用には該当せず，違法です．また私的使用に該当する場合であっても，代行業者等の第三者に依頼して上記の行為を行うことは違法となります．

JCOPY 〈㈳出版者著作権管理機構　委託出版物〉
本書の無断複写は著作権法上での例外を除き禁じられています．複写される場合は，そのつど事前に，㈳出版者著作権管理機構（電話 03-3513-6969，FAX 03-3513-6979，info@jcopy.or.jp）の許諾を得てください．

推薦の辞

 今回，医学書院から齋藤中哉教授の執筆による『臨床医のための症例プレゼンテーション A to Z（英語CD付）』が刊行されることとなった。この本は齋藤教授が2004年1月から2005年4月まで12回にわたって「週刊医学界新聞（医学生・研修医版）」に連載記事として書かれ，好評であった「英語で発信！ 臨床症例呈示―今こそ世界の潮流に乗ろう―：Oral Case Presentation」を下敷きとし，大幅な加筆を行って1冊の本としてまとめたものである。

 齋藤教授は大阪大学医学部を卒業，東京医科大学八王子医療センター腎臓内科の助手を経て，ハワイ大学医学部で医学生の教育に従事し，医学教育フェローシップのプログラム・ディレクターを務める等，日米両国で医学教育の専門家として活躍されておられる方で，私が勤務している自治医科大学でも2005年から附属病院卒後臨床研修センターの客員教授として，医学生，研修医の教育にご尽力いただいている。私も齋藤教授のご講演を自治医科大学でお聞きする機会があったが，その際齋藤教授が強調されていたのは，日米間の医学生，医師の症例プレゼンテーションの技術の相違であった。米国では小学生の時からプレゼンテーションの方法の教育を受けているのに反して，日本では大学に入るまで，さらに大学に入った後もプレゼンテーションの方法の教育をほとんど受けていないということもその時話題になった。最近でこそ，各医科大学でも患者とのコミュニケーションの技術の教育を重視するようになったが，プレゼンテーションの仕方についての教育は，私が知る限りではまだまだ不十分である。齋藤教授の「週刊医学界新聞」の連載が医学生・研修医だけでなく，指導医の方々の間でも非常に好評であったのもそのためであろう。また，症例プレゼンテーションを主題にした単行本は国内外で本書が唯一ではないかと思う。

 臨床の現場で症例のプレゼンテーションがいかに重要であるかはここで改めて強調するまでもなく医療関係者すべてが認めるところである。特に日本人は一般にプレゼンテーションが苦手である。一方，多くの医科大学は医学生の海外での留学に積極的で，医学生の間でも海外の医科大学での短期間の臨床実習への参加を希望するものが多い。私が関係している医学教育振興財団でも毎年18～20名の全国の医学生を英国の5つの医科大学に短期留学生として送り込んでいる。財団の面接試験では彼・彼女等はいずれも極めて優秀であるが，実習における英語での症例プレゼンテーションの能力に不安を感じさせる医学生がいないでもない。本書では音声CDで英語での症例プレゼンテーションも練習できるようになっている。海外での臨床の勉強を目指す医学生，医師にとってこの章は特に有用であると考える。

 本書は画期的な医学教育のテキストブックである。医学生，研修医，卒前卒後の医学教育に関係する人達だけではなく，幅広い層の医療関係者の方々に本書をお勧めしたい。

2008年6月

自治医科大学学長　**高久史麿**

はじめに

　本書は，医師・研修医・医学生が，臨床において症例をプレゼンテーションする際に必要な知識と技術を1冊にまとめたものです。2004年1月から2005年4月まで，12回にわたって「週刊医学界新聞【医学生・研修医版】」（医学書院）において連載され好評を博した「英語で発信！　臨床症例提示―今こそ世界の潮流に乗ろう―：Oral Case Presentation」を下敷きにし，大幅に加筆を施しました。症例プレゼンテーションを部分的に取り扱った書籍は多数存在しますが，症例プレゼンテーションのみを主題とした書籍は，2008年6月現在，和書・洋書を見渡しても本書以外には存在しません。

　連載期間中，全国の医学生，研修医の方々から，「連載を切り抜いて，プレゼンテーションのお守りにしている」といううれしいメッセージをいただきました。と同時に，「問診と診察で得た情報から，実際どのように症例提示を準備すればよいのか，教えてほしい」という悩みも多数お寄せいただきました。全国の指導医の方々からは，連載を研修医全員の必読文献にしているというありがたいメッセージをいただくと同時に，「症例提示の指導方法や症例検討会の運営方法を教えて欲しい」という指導医への指導に関するリクエストもいただきました。本書においては，これらのフィードバックに応えるべく，症例プレゼンテーションに関する諸技術を，連載当時には紙面の関係で割愛せざるを得なかった諸事象も可能な限り拾い上げ，単行本の形に整理しています。

　「人前で症例を発表し，議論する技術」（skills of presentation and discussion），あるいは，より一般化して「専門家どうしのコミュニケーション」（inter-professional communication）は，経験を重ねれば自然に身につくように思われていますが，その認識は必ずしも正しくありません。もちろん，どんな人でも，年数を経れば「なんとなく」できるようになります。しかしながら，「一目置かれる」プレゼンテーションを行うことができるようになるためには，卓越したお手本と，そのお手本を目標に据えたたゆまぬトレーニングが必須です。

　困難に思える道のりも，全行程を小さく分割し，一歩一歩，歩んでいけば，決して難しいことはありません。本書は，入門から実践そして発展へ，初心者から上級者へ，難易度の勾配に留意した構成を採っています。「死んだ魚」ではなく，「どんな状況においても生きた魚を捕まえ調理する方法」を提供したいと考えています。医師としての知性と情熱と責任感とがあいまって立ち現れる「プロのリズム」を獲得し，ともに後代に伝えていこうではありませんか。

　いつでも，どこでも，やる気さえあれば，私たちは学びの世界の中心にいます。いざ，入門です！

2008年6月
齋藤中哉

本書の特徴と使い方

■目標

以下の3項目を目標にして，症例プレゼンテーション学習の大海原に漕ぎ出しましょう。

①症例検討の場で，明晰な症例提示と議論を行うことができる。

②日常診療の場で，相手の理解と相手の気持ちに即したわかりやすい説明を行うことができる。

③国際交流の場で，意見を明確に述べ，対等に議論を行うことができる。

■対象

①医師，研修医，医学生。

②医学および医学英語の教育を担当する教育者。

③医学部への進学を目指す方，および，医学部進学を指導する教育者。

■特徴

①すべての医師に求められる症例プレゼンテーションの知識と技術を体系的に記述する

日本の医学教育はこれまで卒前・卒後ともに，症例プレゼンテーション（臨床症例提示）教育を軽視してきました。しかし近年，臨床研修必修化・国際化といった流れの中で，医師の症例提示能力の体系的な学びへのニーズが高まっています。本書はこれに応えるべく，臨床症例提示の知識と技術を体系的にまとめています。

②プレゼンテーションの練習法と指導法を教授する

症例プレゼンテーションの技術は一朝一夕には身につきません。日本語であれ英語であれ，「たゆまぬトレーニング」だけがプレゼンテーション能力の向上につながります。本書では，単に知識や技術を解説するだけでなく，その訓練法，そして，指導法についても詳述します。

③日本語だけでなく，英語も学ぶ

日本人医師に向けた解説書で，英語にも大きく紙幅を割く理由は2つ。1つは，プレゼンテーション技術は欧米文化のなかで培われたものであり，英語でのプレゼンテーションを理解しておくことは，日本語でのプレゼンテーション能力を高める近道であること。もう1つは，新しい時代において，世界を舞台に活躍する医師としての最低条件として，英語によるプレゼンテーションを学んでほしいという願いがあります。本書を通読していただくことは，臨床留学にも直接に役立ちます。

英語は今や米国人や英国人の占有物ではなく国際語。そして，国際語で自らを表現する自由は万人に開かれています。本書で取り上げる英語は決して高度なものではありません。本書を通じて英語についてのコンプレックスを取り払ってもらえれば幸いです。

音声 CD の利用法

　本書には，英語による音声 CD が付いています。どのような聞き方をしていただいてもかまいませんが，以下に，1つの利用法をお示しします。

■音声 CD の利用法
① 1回目は，テキストを見ずに，聞きます。音に集中します。
② 2回目は，テキストを見ながら，聞いてみます。これは，楽なはずです。
③ 3回目は，もう一度，テキストを見ずに，聞きます。音に集中します。この後，自分がうまく聞き取ることのできなかった単語，句，文に，下線を引いてみましょう。そこがあなたの listening における弱点です。
④ ここで，いったん音声 CD を離れます。③において下線を引いた部分は，もともと意味を知らない単語，句，文であったから理解できなかったのでしょうか？　それとも，読めば理解できるものの，音としては把握することができなかったのでしょうか？　前者の場合には，分らない単語，句，文を，素早く辞書で調べた上で，覚えてしまいましょう。そして，テキスト全体の意味を正確に理解しましょう。
⑤ 最後にもう一度，テキストを見ないで，聞き直してみます。最初に聞いたときより，理解が深まったはずですが，いかがですか？
⑥ テキストを見ずに，全文を聞き取ることができ，手に取るように意味が理解できるようになるまで，①から⑤のプロセスを繰り返してください。

　英語圏に居住しているのであればいざ知らず，日本において，英語力を鍛えていこうと考えているのであれば，地道な「繰り返し」の努力が欠かせません。医学英語に慣れ親しむにつれて，こういった丁寧な作業は，どんどん省略していくことができるようになります。努力の始まりは，いつも，最も困難なものです。最終的には，辞書を必要とせず，1回聞いただけで概要を理解できることを目標にしましょう。

目次

Oral Case Presentation

推薦の辞………3
はじめに………5
本書の特徴と使い方………7
音声CDの利用法………8

第1章　入門：明日からできる！　症例プレゼンテーション

1．プレゼンテーションに触れてみよう………2
症例プレゼンテーションとは？………2
プリセプターシップにおける症例プレゼンテーションの例………3

2．まずこれだけ覚えよう………6
練習1-1：プレゼンテーションの構造分析………7
練習1-2：患者メモからプレゼンテーションの原稿を作る………9

3．すぐできる5つの工夫………16
ポイント1：最初に結論＝「最も可能性の高い診断」を決める………16
ポイント2：結論に伴う不確実さを，鑑別診断によってカバーする………17
ポイント3：現病歴は，症状の性質を，具体的に，いきいきと描写する………19
ポイント4：念頭においている疾患の危険因子について検討する………19
ポイント5：診断の手がかりだけでなく，治療の手がかりとなる情報も盛り込む
　　　　　………21

4．検査所見を添える――最初の完成形………23
ありがちなパターン………23
練習1-3：下山先生のプレゼンテーションの問題点はどこにあるか？………25
"最初の完成形"………28
よい症例プレゼンテーションとは………32

第2章　基礎：症例プレゼンテーションの理論

1．Contents（内容）を理解しよう………36
Contents（内容）の基本的な流れ………36
日本人医師のための注意点………37
「病歴」で特に留意すべき一般原則………38

【01】患者IDと主訴（Identification Data & Chief Complaints）………40
患者IDと主訴の重要性………40
必須5項目………41
補足6項目………41
主訴を取り上げるコツ………42

【02】現病歴（History of Present Illness）………43
現病歴を構成する2つの骨格………43

　　　　ポイント1：症状の描写………44
　　　　　練習2-1：Chloride PPs を書き出してみよう！………46
　　　　　練習2-2：患者の症状を Chloride PPs に基づいて創作してみよう！………47
　　　　ポイント2：時間経過の把握………48
　　　　　練習2-3：絶対年月日表示を相対経過表示に書き換えてみよう！………50
　　【03】既往歴(Past History) ………51
　　　内科既往歴………51
　　　外科既往歴………51
　　【04】家族歴(Family History) ………52
　　　家族歴で注意すべき点………52
　　【05】生活歴(Social History) ………53
　　　生活歴で注意すべき点………53
　　【06】システム・レビュー（Review of Systems）………56
　　　システム・レビューとは何か………56
　　　症例プレゼンテーションにおけるシステム・レビュー………56
　　　診療場面におけるシステム・レビュー………57
　　　診療録におけるシステム・レビュー………58
　　　システム・レビューの主要項目………58
　　　システム・レビューの補足項目………61
　　【07】身体所見(Physical Examination) ………63
　　　身体所見の基本的な順序………63
　　　身体所見を簡潔に述べるための工夫………63
　　　身体所見で注意すべき各項目………64
　　　身体所見のプレゼンテーションの例………65
　　【08】検査結果(Initial Workup) ………66
　　　検査結果のプレゼンテーションの例………67
　　　検査項目の順序………68
　　　検査結果のプレゼンテーションに関する6つの基本原則………68
　　【09】要約(Summary) ………69
　　　要約の注意事項………69
　　【10】プロブレム・リスト(Problem List) ………70
　　　プロブレム・リストとは………70
　　　「プロブレム・リスト」という用語について………70
　　　プロブレム・リストに関する注意事項………71
　　【11】評価とプラン(Assessment & Plan) ………72
　　　診断，治療，患者教育のバランス………72
　　　作業診断と確定診断………73
　　　鑑別診断をどのように議論するか………74
　　【12】結論(Conclusion) ………75
2. Delivery(伝え方)を身につけよう………77

Deliveryの重要性………77
Deliveryの着眼点………77
Deliveryの最重要ポイント………78

【01】 心構え（Mindset）………80
①患者の最高代理人………80
②守秘義務………80
③時間感覚………80
④「読み原稿」からの離陸………81
⑤徒手空拳………82

【02】 速度（Pace）………82
日本語の場合は自然がいちばん………82
英語の場合はメトロノームが必要………82
速さ追求の弊害………83
固有速度を守る………83

【03】 発音（Pronunciation）………83
正しい発音という錯認………84
人種の坩堝………84
AR-TIC-U-LA-TION………84
練習2-4：日本人が苦手な医学英単語をマスターしよう！………84

【04】 声調・声量（Pitch & Volume）………85
①大きな声を出そう！（speak up！）………85
②スラーを克服しよう！………85
③プレゼンテーション・ピッチをマスターしよう！………86

【05】 間合い・休止（Pause & Break）………86
発声を伴った間合い（verbal pause）………86
沈黙の間合い（silent pause）………87

【06】 視線・表情（Eyes & Face）………87
視線（eye contact）………87
アイコンタクトのコツ………88
表情（facial expression）………89

【07】 姿勢・身ぶり（Posture & Gesture）………90
姿勢（posture）………90
身ぶり手ぶり（gesture）………90

【08】 語彙力（Word Choice）………91
①差別用語を使わない………92
②和製業界用語を使わない………93
③中途半端なドイツ語を使用しない………94
④同じ接続詞を繰り返さない………94
⑤曖昧な形容詞，副詞の使用を避けよう………94
⑥「〜など」の使い方………95

第3章　実践：症例プレゼンテーションの技法

1．症例プレゼンテーションを行う状況の分析………98
症例プレゼンテーションのスタイルを規定する因子………98
①診療が行われている空間………98
②患者の病状………100
③プレゼンテーションを行う私………101
④プレゼンテーションを聞く相手………102
その他：事後的なプレゼンテーションの場合………102

2．症例プレゼンテーションの4つの基本フォーマット………104
【01】 Traditional Format………104
　Traditional Format の重要性………105
　Traditional Format の限界………106

【02】 Assessment-oriented Format………107
　Assessment-oriented Format の方法………108
　Assessment-oriented Format による症例プレゼンテーションの例………110

【03】 ICU Format………112
　ICU における症例プレゼンテーションの難しさ………112
　ICU 診療の二大特性………112
　Simple is best………113
　ICU Format の手順………114
　ICU Format による症例プレゼンテーションの例………116

【04】 Consultation Format………118
　Consultation Format と Assessment-oriented Format の違い………119
　Consultation Format による症例プレゼンテーションの例（その1）………120
　Consultation Format による症例プレゼンテーションの例（その2）………121

3．診療科別　プレゼンテーションのコツ………130
【01】外科………130
【02】小児科………131
【03】産科………134
【04】麻酔科………135

第4章　上級プレゼンターへの道

1．五つの練習法………140
①「本気で暗記」………140
②「ドレス・リハーサル」………143
③「やって見る」（exercise & review）………144
④シャドウイング………146
⑤リプロダクションとリテンション………148

2．症例プレゼンテーションを自由自在に操るコツ………149
　①最初の1分，最後の1分………149
　②略語と内輪語………150
　　練習4-1：「DM」と聞いて，何を連想しますか？………150
　　練習4-2：「MS」と聞いて，何を思い浮かべますか？………151
　　練習4-3：「BS」「CHD」「PE」「RA」と聞いて，何を連想しますか？………151
　③伝聞型よりも直接型………153
　④不意打ちを避ける………154
　⑤上手に質問する………155

3．フォーマルプレゼンテーションに備える………157
　スライド作成のコツ………157
　配布資料作成のコツ………159
　臨床病理検討会における症例プレゼンテーション………161
　学会発表における症例プレゼンテーション………162
　機材・配布資料を用いる際の危機管理………165

第5章　症例プレゼンテーションの指導

1．症例プレゼンテーション指導　7つのポイント………170
　①自ら率先して手本を示す………170
　②問題点と改善策を具体的に示す………171
　③「甘え」を絶つ………172
　④結論を述べる習慣，そして結論から先に述べる習慣………173
　⑤「読み書き」よりも「聞き話し」を重視する………174
　⑥抜け落ちてしまいやすい項目を指摘する………174
　⑦初めにTraditional Formatありき………177

第6章　音声CDで学ぼう！　英語症例プレゼンテーションの実際

1．Oral Case Presentation………180
　【01】In the Clinic（1）………180
　【02】In the Clinic（2）………182
　【03】In the ER………185
　【04】In the Inpatient Ward………187
　【05】Consultation Format………190
　【06】Assessment-oriented Format………191
　【07】ICU Format………193

2．Components of Case………196
　【08】History of Present Illness（1）………196

【09】History of Present Illness（2）………197
【10】History of Present Illness（3）………198
【11】Past Medical History………198
　　練習6-1：Past Medical History を簡潔に一文でまとめる………199
【12】Family History………199
　　練習6-2：Family History を簡潔に一文でまとめる………200
【13】Social History………200
【14】Physical Examination………200
【15】Initial Workup………202

3．Master the Pronunciation………204
　　【16】医学英単語111語の発音………204
4．Sweep Up Fallen Leaves………206
　　H＆P, HPI とは何か？………206
　　Patient Note の例………206
　　　練習6-3：Patient Note をもとに traditional format によるプレゼンテーションを行う………209
　　H＆P のフル・プレゼンテーションの例………209
　　患者ID および主訴を述べるときに役立つ表現集………213
　　病歴を述べるときに役立つ基本表現集………215
　　Review of Systems の上手なまとめ方………216
　　General Appearance をどう表現するか………218
　　度量衡：単位換算一覧………218
　　定番の検査結果………219

おわりに………223
さらに学習を深めるための読み物………224
謝辞………225
索引………227

練習問題一覧

- 練習1-1：プレゼンテーションの構造分析………7
- 練習1-2：患者メモからプレゼンテーションの原稿を作る………9
- 練習1-3：下山先生のプレゼンテーションの問題点はどこにあるか？………25
- 練習2-1：Chloride PPs を書き出してみよう！………46
- 練習2-2：患者の症状を Chloride PPs に基づいて創作してみよう！………47
- 練習2-3：絶対年月日表示を相対経過表示に書き換えてみよう！………50
- 練習2-4：日本人が苦手な医学英単語をマスターしよう！………84
- 練習4-1：「DM」と聞いて，何を連想しますか？………150
- 練習4-2：「MS」と聞いて，何を思い浮かべますか？………151
- 練習4-3：「BS」「CHD」「PE」「RA」と聞いて，何を連想しますか？………151
- 練習6-1：Past Medical History を簡潔に一文でまとめる………199
- 練習6-2：Family History を簡潔に一文でまとめる………200
- 練習6-3：Patient Note をもとに traditional format によるプレゼンテーションを行う………209

図表一覧

- 図1-1　鑑別診断ピラミッド………18
- 図2-1　「絶対年月日表示」と「相対経過表示」の対応関係………50
- 表1-1　米国の内科クリニカル・クラークシップで重要視されている7つの評価項目………3
- 表1-2　心血管系疾患の危険因子………20
- 表1-3　心血管系疾患の症例プレゼンテーションにおいて危険因子について言及するべき場所………20
- 表1-4　各種治療法について実施前評価を要する項目の例………21
- 表2-1　患者 ID と主訴の基本8表現………41
- 表2-2　患者 ID と主訴の発展7表現………42
- 表2-3　システム・レビューの主要項目一覧………59
- 表2-4　システム・レビューの補足項目一覧………62
- 表2-5　英語プレゼンテーションの速度の目安………83
- 表2-6　差別的とみなされる可能性のある表現の例………92
- 表3-1　ICU format において役立つ臓器系統の分類………115

コーヒーブレイク一覧

- ペイン・スケール………48
- お酒は飲んでません！………55
- 臨床病理検討会における最悪のシナリオ………81
- 身長・体重・バイタルサインを先に述べる効用………123
- AcronymとInitial Word………153
- 学会で症例報告を行う際の演題名について………165
- 日本人が「読み書き優位」で「聞き話し下手」なのはなぜでしょうか？………174
- 英語になった日本語………203

第1章 入門：明日からできる！症例プレゼンテーション

Oral Case Presentation

臨床医にとって，症例プレゼンテーションは，空気のように自明でなければなりません。

■本章の概要

　第1章は入門です。症例プレゼンテーションに初めて接する方のための章です。医学生および初期研修医を念頭においています。「明朝，はじめて，症例プレゼンテーションをします。最低限でよいので，恥をかかないための基本を教えてください」。そんな悩みに，ズバリ，お答えします。

　上級者がご覧になれば，簡単すぎる内容と映るかもしれません。しかし，初心者には，「ゆっくり」「ていねい」なガイダンスが必要です。将来，実力を伸ばしていくための基本を，この第1章に集約しました。上級者は，この章を省略して，第2章に進んでいただいてもかまいません。

第1章 入門：明日からできる！ 症例プレゼンテーション

Oral Case Presentation

1.プレゼンテーションに触れてみよう

症例プレゼンテーションとは？

　症例プレゼンテーションとは，臨床症例提示のことです。プレゼンテーション，あるいはプレゼンと略されることもあります。英語ではoral case presentation，あるいは，単にcase presentationないしpresentationとも言われます。本書においては，これらの用語が，特に断りなく用いられますが，すべて，症例プレゼンテーション（oral case presentation）を意味するものと考えてください。

> **症例プレゼンテーションの定義**
> 　医療従事者の間で，診断と治療について議論し，方針を立てていくために行われる，患者情報の共有行為です。おおむね口頭で行われますが，状況によっては病歴や検査結果を資料として配布し，画像を供覧しつつ行われることもあります。

　「カンファレンスにはじまりカンファレンスに終わる」，コミュニケーション重視の米国医学教育において，症例プレゼンテーションは，「水のように」「空気のように」重要です。多くの指導医が，研修医および医学生の臨床能力を評価する際に，最も重要な評価項目と考えていることは有名な事実です。その理由は，症例プレゼンテーションでは，次にあげる臨床医として必須の3つの能力が如実に問われるからです。

（1）病態把握の力

　優れた症例プレゼンテーションを行うためには，症候論，診断学から病態生理，疾患各論，治療論に至るまで，幅広く深い医学知識が前提とされます。

（2）患者情報収集の力

　知識だけでは学者にはなれても，臨床医にはなれません。優れた臨床医であるためには，問診と身体診察の双方に習熟したうえで，良好な患者-医師信頼関係を築き，的確に情報収集を行う技能が必要とされます。

表1-1 米国の内科クリニカル・クラークシップで重要視されている7つの評価項目

①	症例プレゼンテーション	Oral case presentation
②	診断能力	Diagnostic decisions making
③	問診と身体診察	History taking and Physical examination
④	検査結果の解釈	Test interpretation
⑤	患者とのコミュニケーション	Doctor-patient communication
⑥	治療方針の決定	Therapeutic decisions making
⑦	自己学習	Self-directed learning

(3)整理する力とコミュニケーション能力

　知識と収集した情報を整理して他者に伝達するためには，完成されたコミュニケーション能力が必要です。

　これらの3つのうち，どの要素をとっても，一朝一夕には熟練の域に到達することはできません。「たかが症例プレゼンテーション」と侮らず，生涯，謙虚な姿勢で学習していきたいものです。

　ちなみに，Bass EBらによれば【参考文献】，米国の内科クリニカル・クラークシップにおいて，プログラム・ディレクターは表1-1にあげた7つの項目を最も大切なものと考えています。

　症例プレゼンテーションの目的は，専門家同士が患者情報を共有することであり，それが，専門家同士のコミュニケーション(inter-professional communication)の第一歩となります。プレゼンテーションの能力が備わっていないことには，診断についても，治療についても，議論のしようがありません。そして，議論という架け橋がなければ，教育も指導もありえないのです。米国医学教育が，症例プレゼンテーションに重要な位置づけを与えている理由がご理解いただけるかと思います。

プリセプターシップにおける症例プレゼンテーションの例

　臨床研修を開始してまもない若手医師は，しばしば，「症例プレゼンテーションなんて，ちっとも，難しくないよ」と口にします。また，指導医の中には「そんなものはいちいち学ばなくても，普通に臨床をやっていれば自然に身につくものだ」と断言される方もおられます。

　ここであらためて強調しますが，症例プレゼンテーションは簡単ではありませんし，自然に身につくものでもありません。ただ，しっかり方法を学び，練習さ

参考文献
Bass EB, et al. National Survey of Clerkship Directors in Internal Medicine on the Competencies That Should Be Addressed in the Medicine Core Clerkship. Am J Med, 1997 ; 102 : 564-571.

えすれば，初心者であってもどんどん上達していきます．まずは，症例プレゼンテーションに対するイメージをつかんでいただくために，細かい理屈を述べることは避けて，プレゼンテーションの現場を覗いてみることにしましょう．

外来で患者の問診と身体診察を行い，指導医に報告する．その内容について議論を行い，指導医からフィードバックを得る．このような場面で行われる症例プレゼンテーションの1例をみてみましょう．

外来を訪れた 62 歳・男性　　　（英訳は，第 6 章 180 頁）

62歳，ホームレスの白人男性が，2週間前からの右足の痛みを訴えて，来院されました．初診です．

現病歴ですが，患者さんは，2週間ほど前，誤って，ガラス瓶のかけらを踏み，右の踵を切りました．その後，痛みが徐々に増悪し，現在では，右足に体重をかけることができません．痛みは消えることなく一貫しており，ズキズキと疼くようで，10段階ペイン・スケールで「7」の痛みと述べています．そして，切り口の周囲が発赤，腫脹し，徐々に，右のふくらはぎまで広がってきました．

既往歴ははっきりしません．ハワイ州立病院に何回か入院したことがあるそうですが，入院理由は不明です．精神科の医師から処方を受けていましたが，最近2年間は通院しておらず，他医にもかかっていません．アレルギーはないようですが，予防接種歴，小児期の疾患は不明です．家族歴も同様に不明です．家族がどこに住んでいるかも把握していないようです．生活歴における問題点は，ホームレスであるということです．アルコール，タバコ，その他の薬物は，使用していないということです．アラモアナ海浜公園に住んでいます．システム・レビューでは，特記すべきことがありません．

身体所見ですが，痩せ型の白人男性で，年齢よりもやや老けて見えます．衛生状態は非常に悪いです．意識清明で診察には協力的．右足をかばうようにして歩いてきました．バイタルサイン：体温102°F（注：華氏102度＝摂氏38.9度，218頁参照），心拍90の整，呼吸数18で非努力様，血圧130の88．下肢診察にて，右の踵に，3cm大の浅い潰瘍があり，潰瘍底は壊死に陥っており，膿性の分泌物が付着しています．右足と右ふくらはぎが，発赤，腫脹し，圧痛も認めます．大腿動脈，膝窩動脈，足背動脈，後脛骨動脈の拍動は問題ありません．右鼠径部にリンパ節を柔らかく触れます．右下肢に，神経学的異常は認めません．身体診察の結果，報告するべきことは以上です．

整理しますと，62歳，ホームレスの白人男性が，2週間来の右足と右ふくらはぎの痛みが増悪してきたため，来院．診察上，体温102°F，右かかと潰瘍，およびその周囲の発赤，腫脹，圧痛．さらに，右鼠径部のリンパ節腫脹を認めます．

> この患者さんの問題点は，
> ＃1　右足創傷
> ＃2　精神疾患の既往
> ＃3　ホームレスであること
> です。
>
> 各々の問題点について，以下のように評価し，プランを立案します。
> ＃1　右足創傷
> 　　至急の評価を要します。潰瘍部分の培養を提出し，末梢血血算，骨髄炎を除外するための足部X線検査を依頼します。外科にコンサルトして，毎日，デブリードメントしなければなりませんが，セファゾリンの点滴静注を開始し，破傷風ワクチンも接種したいと思います。
> ＃2　精神疾患の既往
> 　　統合失調症の治療を受けていたのではないかと考えます。MMSE（Mini-mental status examination）を施行した上で，精神科にコンサルトします。
> ＃3　ホームレスであること
> 　　今後の処遇について，医療ソーシャルワーカー（MSW）に相談します。
>
> 　患者さんは，ひどい蜂窩織炎を起こしており，骨に達している可能性も否定できませんので，入院の上，診療を継続したいと考えます。
>
> 　　　　　　　　　　　　［Based on the HCP9/Unit1.15, University of Hawaii MD Program.］

　ハワイ大学医学部では，入学時のオリエンテーションが終わった直後から，指導医のクリニックで実際の患者の問診と診察を行い，その結果を指導医の前でプレゼンテーションし，診断と治療の方針について討論するという教育を行います。この一対一（one-on-one または one-to-one）の現場教育（on the job training）を，プリセプターシップ（preceptorship）と呼びます。3か月も経過すると，単なる素人（lay person）から学生医師（student doctor）へと急速な変貌を遂げていく彼らの頼もしい姿に接することができます。

第1章

入門：明日からできる！ 症例プレゼンテーション

Oral Case Presentation

2. まずこれだけ覚えよう

本節では，前節で経験した「外来を訪れた62歳・男性」の症例プレゼンテーションを分析してみましょう。下記の「Contents Index：症例プレゼンテーションの基本的な流れ」をご覧ください。これらは，症例プレゼンテーションの「パーツ」に相当します。順序はともかく，診療において，絶えず考慮すべきすべての項目がこの表のなかに含まれています。

Contents Index：症例プレゼンテーションの基本的な流れ

01	患者IDと主訴	Identification Data(ID) & Chief Complaints(CC)
02	現病歴	History of Present Illness(HPI)
03	既往歴	Past History(PH)
04	家族歴	Family History(FH)
05	生活歴	Social History(SH)
06	システム・レビュー	Review of Systems(ROS)
07	身体所見	Physical Examination(PE)
08	検査所見	Initial Workup
09	要約	Summary
10	プロブレム・リスト	Problem List
11	評価とプラン	Assessment & Plan
12	結論	Conclusion

症例によって12項目の重要性はそれぞれ変化します。このため，実際のプレゼンテーションでは，各項目の順序が入れ替わったり，あるいは，省略されたりすることがあります。各項目の解説は，第2章をご参照ください。

すべての医学生，研修医，そして指導医は，繰り返し，このContents Indexに立ち帰る必要があります。といいますのも，症例プレゼンテーションの基本構造を知らない医師はいないはずなのに，実際に症例プレゼンテーションを行うと必要な項目がいくつも抜け落ちたり，順序がばらばらで論理性に欠けていたりするからです。Contents Indexを繰り返し頭に叩き込み，なおかつ，間違いなく実践できるようになりましょう。

日本における医学教育に精通したある米国人医師が，次のように述べています。「講義室で，症例プレゼンテーションのこの基本構造を習うときには，だれもが，その通りだと思っている。しかし実際に患者さんを前にして，あるいは，カンファレンスの場で，この構造を無視せずに，自由に診療あるいは討論ができるようになるためには，最低でも 100 名以上の患者を診察し，そのプレゼンテーションを経験しなければならない。それも，プレゼンテーションとケースカンファレンスの方法を熟知している医師とともに！」

ではさっそく，練習です。面倒がらずに，やってみましょう。症例プレゼンテーションの基本構造を明確に意識するための練習です。

TRY! 練習 1-1：プレゼンテーションの構造分析

前節の症例「外来を訪れた 62 歳・男性」（4 頁）をもう一度読み直し，「Contents Index」に掲げた症例プレゼンテーションの 12 の基本構造に段落分けしてください。

練習 1-1 の解答例

■患者 ID と主訴(ID & CC)

62 歳，ホームレスの白人男性が，2 週間前からの右足の痛みを訴えて，来院されました。初診です。

■現病歴(HPI)

現病歴ですが，患者さんは，2 週間ほど前，誤って，ガラス瓶のかけらを踏み，右の踵を切りました。その後，痛みが徐々に増悪し，現在では，右足に体重をかけることができません。痛みは消えることなく一貫しており，ズキズキと疼くようで，10 段階ペイン・スケールで「7」の痛みと述べています。そして，切り口の周囲が発赤，腫脹し，徐々に，右のふくらはぎまで広がってきました。

■既往歴(PH)

既往歴ははっきりしません。ハワイ州立病院に何回か入院したことがあるそうですが，入院理由は不明です。精神科の医師から処方を受けていましたが，最近 2 年間は通院しておらず，他医にもかかっていません。アレルギーはないようですが，予防接種歴，小児期の疾患は不明です。

■家族歴(FH)

家族歴も同様に不明です。家族がどこに住んでいるかも把握していないようです。

■生活歴(SH)

生活歴における問題点は，ホームレスであるということです。アルコール，

タバコ，その他の薬物は，使用していないということです．アラモアナ海浜公園に住んでいます．

■システム・レビュー(ROS)

システム・レビューでは，特記すべきことがありません．

■身体所見(PE)

身体所見ですが，痩せ型の白人男性で，年齢よりもやや老けて見えます．衛生状態は非常に悪いです．意識清明で診察には協力的．右足をかばうようにして歩いてきました．バイタルサイン：体温102°F（注：華氏102度＝摂氏38.9度），心拍90の整，呼吸数18で非努力様，血圧130の88．下肢診察にて，右の踵に，3cm大の浅い潰瘍があり，潰瘍底は壊死に陥っており，膿性の分泌物が付着しています．右足と右ふくらはぎが，発赤，腫脹し，圧痛も認めます．大腿動脈，膝窩動脈，足背動脈，後脛骨動脈の拍動は問題ありません．右鼠径部にリンパ節を柔らかく触れます．右下肢に，神経学的異常は認めません．身体診察の結果，報告するべきことは以上です．

■検査所見(Initial workup)

（本プレゼンテーションでは適用がありません）

■要約(Summary)

整理しますと，62歳，ホームレスの白人男性が，2週間来の右足と右ふくらはぎの痛みが増悪してきたため，来院．診察上，体温102°F，右かかと潰瘍，およびその周囲の発赤，腫脹，圧痛．さらに，右鼠径部のリンパ節腫脹を認めます．

■プロブレム・リスト(Problem list)

この患者さんの問題点は，

#1　右足創傷
#2　精神疾患の既往
#3　ホームレスであること

です．

■評価とプラン(Assessment & Plan)

各々の問題点について，以下のように評価し，プランを立案します．

#1　右足創傷

至急の評価を要します．潰瘍部分の培養を提出し，末梢血血算，骨髄炎を除外するための足部X線検査を依頼します．外科にコンサルトして，毎日，デブリードメントしなければなりませんが，セファゾリンの点滴静注を開始し，破傷風ワクチンも接種したいと思います．

#2　精神疾患の既往

統合失調症の治療を受けていたのではないかと考えます．MMSE（Mini-mental status examination）を施行した上で，精神科にコンサルトします．

2. まずこれだけ覚えよう

　＃3　ホームレスであること
　　今後の処遇について，医療ソーシャルワーカー(MSW)に相談します。
　■**結論(Conclusion)**
　　患者さんは，ひどい蜂窩織炎を起こしており，骨に達している可能性も否定できませんので，入院の上，診療を継続したいと思います。

[Based on the HCP 9/Unit 1.15, University of Hawaii MD Program.]

　練習1-1を通して，症例プレゼンテーションには，一定の順序，すなわち，構造が存在するということを，意識できたと思います。細かい内容について理解できなくても，今は気になさらなくてけっこうです。
　それでは次に少しレベルアップして，患者に関する情報メモ(patient note)を読み，症例プレゼンテーション用の原稿をまとめる練習をしてみましょう。**練習1-2**です。

TRY! 練習1-2：患者メモからプレゼンテーションの原稿を作る

　ここは救急外来です。あなたは救急外来付けの研修医です。胸痛の訴えで来院した患者を一通り診て，下記の情報を得ました。患者のバイタルサインは，血圧が高めながらも，落ち着いています。あなたは，これから，指導医に症例をプレゼンテーションします。病歴と身体所見に，あなた自身の評価と診療計画を加えて，フル・プレゼンテーションを行ってください。

患者メモ　　　　　　　　　　　　（英訳は，第6章206頁）

■**患者IDと主訴**
年齢：54歳
性別：男性
来院理由：3時間持続する胸痛
来院状況：妻が自家用車で本人を救急外来まで連れてきた
職業：銀行の管理職

■**現病歴**
痛みの性質：「誰かに胸ぐらを踏みつけられているかのよう」
部位・場所：胸骨下半部
発症起点：3時間前の早朝。就眠中のことであった。
放散の有無：あり。顎から左の肩および肘にかけて。
痛みの強さ(0を痛みなし，10を最強としたペイン・スケールによる)：当初は10。来院時，7
持続時間／頻度：3時間。以前から，しばしば，軽い胸痛を経験していた(「そ

の他」の項を参照）。
誘因：今回は，睡眠中に生じているので，思い当たらない。
増悪因子：どのような労作によっても痛みが増悪する。ただし，前傾姿勢，咳，深呼吸によって痛みが増悪することはない。
軽快因子：思い当たらない。
随伴症状：呼吸苦，嘔気，嘔吐，発汗を伴う。
その他：
　最近3か月以内で…労作時の胸部苦悶感が繰り返し出現していた。そのため，労作の中断を余儀なくされていた。休息により症状は軽快し，10分以上続くことはなかった。
　最近2週間以内で…1日2～3回の割合で，刺し込むような胸痛が出現。痛みの程度も次第に激しく，また，持続時間も長くなってきた。

■既往歴
　心疾患，肺疾患の既往なし。3年前の健康診断において高血圧，高コレステロール血症を指摘されていた。以後，医療機関を受診していない。
糖尿病：不明
外傷歴，出血歴，手術歴，輸血歴：なし
アレルギー：なし
投薬：なし

■家族歴
妻と2人の子供：健康で著患なし
母親：脳卒中のため70歳で死去
父親：数回の心筋梗塞，65歳で死去。喫煙者であり，高血圧，高コレステロール血症あり。
兄弟：「心臓の調子が悪い」兄が1人

■生活歴
喫煙：1日2箱を30年間
飲酒：平日，仕事の後にビールを2～3本
その他の薬物使用歴：なし
余暇の過ごし方：週末はテレビを見て過ごす。ほとんど運動はしない。
食習慣：肉，ベーコン，卵，じゃがいもを好む。
睡眠：熟睡できている。

■システム・レビュー
　咳，痰，血痰の訴えを認めない。

■身体所見
全身状態：落ち着きなく不安げで，じっとしていられない。意識は明瞭で，時間，場所，人に関する見当識も維持されている。会話に問題なく，診療にも協力的。

身長：160 cm，体重：70 kg（BMI ＝ 27.3）
バイタルサイン：体温 37 ℃，血圧 150/96 mmHg（両上肢にて），脈拍 86/分 整，呼吸数 18/分，経皮酸素飽和度 94 %（大気下）
皮膚：冷たく汗ばんでいる。チアノーゼを認めない。
頭，鼻，耳：特記すべき所見なし。
目：貧血や黄染を認めない。眼底：正常
頸部：頸静脈の怒張を認めず。頸動脈拍動は正常。血管雑音を聴取せず。
心臓：Ｓ１，Ｓ２は正常，しかしＳ４を聴取。雑音なし，心膜摩擦音を聴取しない
肺：聴診上，清。
腹部：圧痛，肝腫大，腫瘤，雑音を認めない。
四肢：浮腫なし，両ふくらはぎに圧痛を認めない，脈は左右差なく触知する。
これ以外に特記すべきことを認めない。

練習 1-2 の解答例　　　　　　　　　　　（英訳は，第 6 章 210 頁）

■ **患者 ID と主訴**

　高血圧，高脂血症と診断されている 54 歳男性，銀行の管理職が，3 時間持続する胸骨裏面痛を訴え，妻が自家用車で本人を救急外来まで連れてきました。

■ **現病歴**

　早朝 6 時頃，就眠中，えぐられるような激しい灼熱痛で目を覚ましました。まるで「誰かに胸ぐらを踏みつけられている」かのようであったそうです。ペイン・スケールによれば，最初は 10，救急外来到着時，7 です。患者さんが指し示した痛みの部位は，胸骨下半部のちょうど裏面です。痛みは，そこから顎へ，そして，左の肩および肘にかけて放散しています。わずかな労作でも痛みは増悪しますが，前傾姿勢，咳，深呼吸によって痛みが増悪することはありませんでした。そうこうしているうちに，呼吸苦，嘔気，嘔吐，発汗も生じてきました。

　実は，最近 3 か月，労作時に胸部苦悶感が生じ，労作の中断を余儀なくされるということが繰り返しありました。休息により症状は軽快し，10 分以上続くことはありませんでした。最近 2 週間は，1 日に 2 ～ 3 回の割合で，刺し込むような胸痛が出現していました。そして，痛みの程度も次第に激しく，また，持続時間も長くなってきていました。

■ **既往歴**

　3 年前の健康診断において，高血圧，高コレステロール血症を指摘されていましたが，以後，医療機関を受診しておらず，糖尿病の有無については不明です。アレルギーなし。投薬なし。外傷歴，出血歴，手術歴，輸血歴なし。

心疾患，肺疾患の既往なし。

■**家族歴**

母親が脳卒中のため70歳で死去。父親は喫煙者で，高血圧，高コレステロール血症がありましたが，数回の心筋梗塞後，65歳で死去。「心臓の調子が悪い」兄が1人います。妻と2人の子どもは健康で著患なし。

■**生活歴**

喫煙は，1日2箱を30年間。飲酒は，平日，仕事の後にビールを2～3本飲みます。その他の薬物については使用を否定しています。余暇は，週末，テレビを見て過ごし，運動はしていません。肉，ベーコン，卵，じゃがいもが大好きです。夜は，熟睡できています。

■**システム・レビュー**

現病歴で述べた通りです。咳，痰，血痰の訴えは認めません。

■**身体所見**

全身状態ですが，落ち着きなく不安げで，じっとしていることができません。しかし，診療には協力的です。意識は清明で，時間，場所，人に関する見当識は維持されています。会話にも問題ありません。身長160 cm，体重70 kg，BMI 27.3です。

バイタルサインは，体温37 ℃，血圧は両上肢にて150/96 mmHg，脈拍86/分 整，呼吸数18/分，経皮酸素飽和度は大気下で94 %。

皮膚は，冷たく汗ばんでいますが，チアノーゼを認めません。眼底は正常。頸部は，頸静脈の怒張を認めず，頸動脈拍動は正常です。心臓は，S1，S2は正常，しかしS4を聴取。雑音，心膜摩擦音を聴取しません。肺は，聴診上，清。腹部に圧痛，肝腫大，腫瘤，雑音を認めません。四肢に浮腫なく，両ふくらはぎに圧痛を認めません。脈は左右差なく触知します。これ以外に特記すべきことを認めません。

■**検査所見**

（本プレゼンテーションでは適用がありません）

■**要約**

ここまでの情報を簡単に整理しますと，54歳男性，銀行の管理職が，最近2週間，狭心症と思われる症状が次第に悪化するなか，3時間前，突然に激しい痛みが生じ，治まらないため来院しました。既往歴に高血圧，高脂血症，喫煙があり，家族歴に，母親の脳卒中，父親の心筋梗塞があります。

■**プロブレム・リスト**

＃急性の激しい胸痛

■**評価とプラン**

《診断》

患者さんの病歴および身体所見から，不安定狭心症と急性心筋梗塞を第一に考えます。

急激に生じた胸痛ということから，大動脈解離，急性心膜炎，肺梗塞，気胸も鑑別に上がりますが，ただ，これらの疾患によっては，先立つ狭心症を説明することができません。また，急性心膜炎では，前傾姿勢，咳，深呼吸などによって痛みが増悪しますが，本患者ではそれらは見られません。

肺高血圧，僧帽弁逸脱症，肥大型心筋症も胸痛を伴うことがありますが，むしろ，慢性に進行していく全身倦怠感や呼吸苦の症状が前景に出るはずです。本患者においては，I音とII音が正常であること，クリック音や雑音が聴取されていないことから，可能性は低いと考えられます。消化性潰瘍，胃食道逆流，食道炎，食道痙攣，食道破裂，肋軟骨炎，胸膜炎，胆嚢・胆道系疾患，膵疾患も胸痛を生じますが，本症例では，可能性はさらに低いと考えます。

心筋梗塞を疑っていますので，最初に心電図を施行します。そして，胸部X線検査および心臓超音波検査により，上述の心肺疾患を除外するための情報を得ます。CK，MB，troponin T を8時間ごとに最初の24時間，モニターします。また，CBC，緊急生化学(Chem 7 = Na, K, Cl, Bicarbonate, BUN, Cre, Glucose)，PT，aPTT を測定します。急ぎませんが，脂質項目も忘れずに依頼します。

冠動脈造影に備えると同時に，患者さんをCCUに収容したいと思います。

《治療》

検査結果にかかわらず，直ちに，酸素投与，心電図モニター，血圧モニター，経皮酸素飽和度モニターを開始します。また，左上肢に末梢静脈路を確保し，モルヒネを投与します。

心筋梗塞の診断が確定したところで，ヘパリンの投与を開始し，アスピリン 325 mg を内服させます。血圧および心拍をコントロールするために β 遮断薬の投与を開始します。

《教育》

これから行っていく診断と治療について折に触れて明確な説明を行い，患者さんの不安の解消に努めます。

先のことになりますが，患者さんの全身状態が落ち着けば，心臓リハビリテーションを開始します。また，喫煙，塩分制限 (6 g/day)，コレステロールおよび脂肪の制限，運動習慣の確立について医学的な指導を行い，心血管系疾患の危険因子の解消に導きます。

アンギオテンシン変換酵素阻害薬 (ACE-I) やアンギオテンシン II 受容体拮抗薬 (ARB) といった降圧薬により，長期にわたって血圧を管理していく必要があるかもしれません。

■結論

最後にもう一度，本症例をまとめます。54歳男性，銀行の管理職が，最近3か月にわたって狭心症を繰り返し，次第に増悪してきていましたが，3

時間前に激しい胸痛を生じ，来院しました．痛みは顎と左上肢に放散しており，呼吸苦，嘔気，嘔吐，発汗も伴っています．心血管疾患の危険因子として，高血圧，高脂血症，喫煙，運動不足，家族歴を認めます．心筋梗塞を起こしているものと判断し，確定診断と除外診断に必要な血液検査，心電図，胸部X線，心臓超音波を依頼します．結果が出次第，冠動脈造影検査の準備をすると同時に，CCUに収容します．

2つの練習を終えたところで，症例プレゼンテーションの基本構造を，今一度，整理してみましょう．2つの症例を経験したおかげで，各々の見出し項目に詳細を付け加えることができるようになりました．これらの細目まで，しっかり覚えてください．

> **Contents Index：症例プレゼンテーションの基本的な流れ （細目付）**
>
> 01 患者IDと主訴　Identification Data(ID) & Chief Complaints(CC)
> 　　年齢/性別/人種　age/gender/race
> 　　主訴/来院理由　chief complaints/reason for visit
> 02 現病歴　History of Present Illness(HPI)
> 03 既往歴　Past History(PH)
> 　　内科既往歴　Past Medical History
> 　　外科既往歴　Past Surgical History
> 　　内服薬　Medications
> 　　アレルギー　Allergies
> 04 家族歴　Family History(FH)
> 05 生活歴　Social History(SH)
> 　　飲酒　Alcohol
> 　　喫煙　Smoking
> 06 システム・レビュー　Review of Systems(ROS)
> 07 身体所見　Physical Examination(PE)
> 　　バイタルサイン
> 　　Temperature, Blood Pressure, Heart Rate, Respiratory Rate
> 08 検査所見　Initial Workup
> 　　検体検査　Laboratory studies
> 　　画像検査　Radiological (Imaging) studies
> 09 要約　Summary
> 10 プロブレム・リスト　Problem List
> 11 評価とプラン　Assessment & Plan
> 12 結論　Conclusion

以上で，本格的なプレゼンテーションに臨むための最低限の準備が完了しました。最後に，症例プレゼンテーション「上達のための指針」をまとめてみます。本節全体を振り返りながら，しっかり心に留めてください。

> **症例プレゼンテーション上達のための指針①**
> ☐ 決められた様式を覚えましょう。(Remember an accepted format.)
> ☐ その様式に従いましょう。(Follow the format.)

3. すぐできる5つの工夫

　前節において解説したように，Contents Index（14頁）を覚え，その順序に従うだけでも，よい症例プレゼンテーションができるようになります。ここでは，もう一歩，前に進むことを考えてみましょう。初心者といえども，いくつかの定番のポイントにほんの少しの時間を割くだけで，格段に出来のよいプレゼンテーションを行うことができるようになります。第1章の入門では以下の5つのポイントを紹介します。

> **初学者でもすぐできる5つの工夫**
> ❶ 最初に結論＝「最も可能性の高い診断」（most likely diagnosis）を決める。
> ❷ 結論に伴う不確実さを，鑑別診断によってカバーする。
> ❸ 現病歴は，症状の性質を，具体的に，いきいきと描写する。
> ❹ 念頭においている疾患の危険因子について検討する。
> ❺ 診断の手がかり（Diagnostic Clues）だけでなく，治療の手がかり（Therapeutic Clues）となる情報も盛り込む。

ポイント1：最初に結論＝「最も可能性の高い診断」を決める

　どのような症例プレゼンテーションを行う場合でも，たとえ正しい診断ではなかったと後で判明する可能性があるとしても，そのプレゼンテーションを行う時点での何らかの結論＝診断ないし診療方針を打ち出さなければなりません。

　練習1-2（9頁）に立ち返り，このポイント1を実践してみましょう。【患者メモ】から浮かび上がってくるストーリー，そして，最も可能性の高い疾患（most likely diagnosis）は何でしょうか？

　素直に病歴を考えれば，

不安定狭心症＋急性心筋梗塞⊂急性冠症候群
Unstable angina ＋ Acute myocardial infarction ⊂ Acute coronary syndrome

というストーリーが，ごく自然に湧き上がってくるでしょう。

もしそうであれば，プレゼンター(presenter)は，最も可能性の高い疾患は急性冠症候群(ACS)であるとの仮説の上に立ち，プレゼンテーションを構成していくべきです。自信を持って，その仮説を採用し，その仮説の上に，すべての論理を積み上げていかなければなりません。

明確な結論を持たないまま行われるプレゼンテーションは，患者情報の羅列に終始してしまいがちです。すなわち，重要性に関する強弱の重み付けが行われないまま，患者の全経過が単調に語られたり，検査結果もすべての検体検査および画像検査の所見が棒読みされたりという結果になりかねません。このようなプレゼンテーションでは，ポイントが見えてきませんので，議論が深まることもなく，プレゼンテーションの名に値しません。

ポイント2：結論に伴う不確実さを，鑑別診断によってカバーする

初心者にとって，膨大で複雑な患者情報から，何か一つの結論を導くことは，なかなか困難なことです。「診断はAである可能性もあるが，BやCやDである可能性も捨てきれない。検査結果が出るまでは，いずれとも断定しがたい」という経験は日常茶飯のはずです。しかし，ポイント1で述べたように，プレゼンテーションを行うには，一つの結論を定めなければなりません。このジレンマを，どのように解決すればよいでしょうか？

実は，この判断の迷いを，論理的に克服していく行為こそが，鑑別診断(differential diagnosis)なのです。

練習1-2（9頁）の症例にもう一度立ち戻り，一緒に考えてみましょう。

主訴は「胸痛」ですが，「胸痛」だからといって，常に，「心臓の問題」=「心原性」(cardiac chest pain)であるとは限りません。「非心原性」(non-cardiac)の疾患も重要です。また，一般論ですが，鑑別診断は，生命危機に至る可能性のある疾患を最優先に検討し，除外していくことが求められています。そういう観点で，**練習1-2**の「患者メモ」を読み直していきますと，急性心筋梗塞はもちろんですが，心原性のカテゴリーにおいては，急性心外膜炎。非心原性のカテゴリーにおいては，大動脈解離，肺梗塞，気胸を，鑑別診断のリストに入れておきたいところです。

心臓や肺の疾患の中で，疫学的頻度は稀であっても，労作時の胸痛を引き起こし，なおかつ，進行性に症状の出現頻度が増え，程度が増悪していく可能性がある疾患としては，肥大型心筋症，僧帽弁逸脱症，肺高血圧症も，見落としてはなりません。ただ，これら3疾患では，全身倦怠感や呼吸困難といった症状も出現し，緩徐で慢性的な経過のなかで徐々に増悪していくという病像を取ることが多いかもしれません。

非心原性の疾患として，胸痛の原因となるものに，食道破裂，消化性潰瘍（および穿孔），膵炎，胆道系感染症があります。しかしながら，労作による症状の

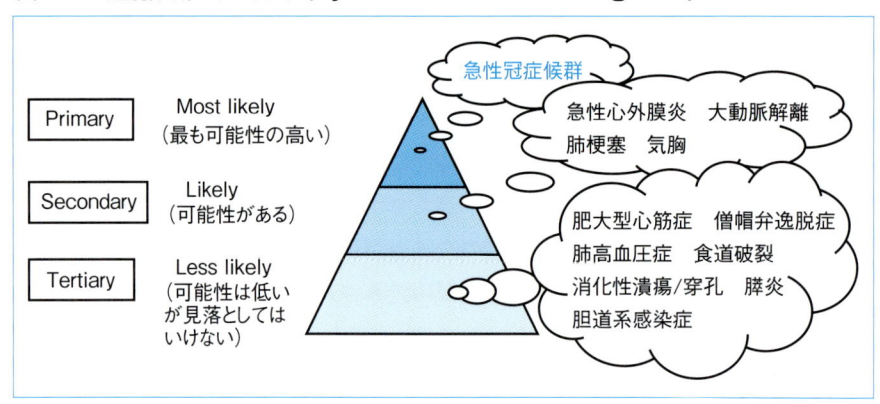

図 1-1　鑑別診断ピラミッド（Pyramid of differential diagnosis）

出現と安静によるその消退という亜急性の進行は，これらの疾患では一般的ではありません．ただ，胸痛の原因として，心肺だけでなく，周辺臓器にも均等に思惟を巡らしておくという意味では，これらの疾患群を一瞥しておくことは意味があります．

　自分ひとりだけで考えるのであればいざ知らず，プレゼンテーションの場においては，無闇やたらと鑑別診断を挙げることは，必ずしも重要ではありません．もしも，時間に余裕があったり，また，鑑別診断について質問を受けたりした場合に，他にも考えなければならない疾患があれば，さらに系統的に言及していけばよいでしょう．

　図 1-1 の鑑別診断ピラミッドに示したように，鑑別診断は，思いついたものをひたすら羅列するのではなく，「最も可能性の高い（most likely）疾患」，「可能性がある（likely）疾患」，そして，「可能性は低い（less likely）が見落としてはいけない疾患」のように，重み付けを伴った分類を行うことが必要です．Most likely, likely, less likely の三分類や primary, secondary, tertiary の三分類が，実践的には，最も実用的です．そして，限られた時間と状況の中で，most likely → likely → less likely の順番に，鑑別診断を行っていきます．

　ポイント1と2をまとめると，次のようになります．

> **症例プレゼンテーションにおける鑑別診断の役割り**
>
> ❶合っていても間違っていても，自信があってもなくても，症例プレゼンテーションには，結論が必要です．プレゼンテーションにおける結論とは，診断であり治療方針です．
>
> ❷実際には，診断を一つに絞り込めないことは日常茶飯なので，プレゼンテーションを行う際には，可能性のある疾患を，可能性の高い順に，いくつか挙げていきます．この作業，あるいはここで挙げられた疾患群を，鑑別診断と呼びます．

ポイント3：現病歴は，症状の性質を，具体的に，いきいきと描写する

一般のプレゼンテーションにおいては，"5 Ws and 1 H"（すなわち，when, where, who, what, why, how）が描写の基本です。

現病歴において，ある症状について記述する場合にも，同じような分節化（segmentation）の構えを身につけておくことが大切です。

練習 1-2 の「患者メモ」（9頁）においては，患者の訴えである強い胸痛（severe substernal pain）について，その痛みの性質に始まり，部位・場所，発症起点，症状の放散ないし伝播，強度・程度，持続時間・頻度，誘因（症状の発生に関係すると考えられる事象），増悪因子，軽快因子（改善因子，緩和因子）を経て，随伴症状，その他の症状に至るまでが詳細に分析されていました。順序についてはともかく，これらの項目が，症状把握のための基本要素です。このポイントは，非常に重要ですので，第2章第1節の「現病歴」（43頁）において，主題的に取り上げます。より詳しく学びたいと思われる方は，そちらを参照ください。

もう一度繰り返しますが，現病歴では，症状の性質を具体的に，いきいきと描写しましょう。目をつぶってプレゼンテーションを聞いていると，患者の一挙手一投足が，瞼の裏にありありと浮かんでくる状態が理想的です。

ポイント4：念頭においている疾患の危険因子について検討する

症例プレゼンテーションにおいては，念頭においている疾患について，何がその可能性を高め，何がその可能性を逆に低くするかについて，一つひとつ意識的であることが大切です。ポイント3において，現病歴において症状に詳細な掘り込みを加えることがその根幹となることを指摘しました。

そして，症状を詳述する以外の方法で，通常，最も簡単確実な方法は，ある疾患ないし疾患群についての危険因子（risk factors）について，漏れなく検討することです。

練習 1-2（9頁）のように胸痛の訴えがあり，心血管系の疾患を疑っている場合には，表 1-2 のような危険因子一覧が，皆さんの頭のなかに浮かんでいるに違いありません。

症例プレゼンテーションを行ううえで注意しなければならない点は，患者に対する病歴聴取だけでは，上記の全項目を正確に把握できるとは限らないことです。

たとえば，喫煙，運動不足，心疾患の家族歴については，患者からある程度，正確に聴取することが可能です。そして，患者の家族から傍証を取ればさらに正確さを増すでしょう。しかし，これらの情報を得るためにルーチンで実施できる検査は存在しません。

一方，高血圧，BMI で定義される肥満，脂質異常，糖尿病，微量アルブミン尿，推定 GFR 60 ml/分未満といった諸項目は，医学的な項目であり，患者はその有

表 1-2　心血管系疾患の危険因子（Cardiovascular risk factors）

- 高血圧　　　Hypertension
- 喫煙　　　　Cigarette smoking
- 肥満　　　　Obesity：body mass index ≧ 30 kg/m²
- 運動不足　　Physical Inactivity
- 脂質異常　　Dyslipidemia
- 糖尿病　　　Diabetes mellitus
- 微量アルブミン尿，または，推定 GFR が 60 ml/分未満
　　　　　　Microalbumniuria or estimated Glomerular Filtration Rate ＜ 60 ml/min
- 年齢：男性 55 歳以上，女性 65 歳以上
　　　　　　Age(older than 55 for men, 65 for women),
- 心血管系疾患の若年発症の家族歴：男性 55 歳未満，女性 65 歳未満
　　　　　　Family history of premature cardiovascular disease (men under age 55 or women under age 65)

以下の文献を参考に作成．〔U.S. Department of Health and Human Services：National High Blood Pressure Education Program "The Seventh Report of the Joint National Committee on Prevention, Detection, Evaluation, and Treatment of High Blood Pressure", National Institutes of Health, National Heart, Lung, and Blood Institute.,2004.〕（一般に，"JNC7" と略して呼ばれます．URL：http://www.nhlbi.nih.gov/guidelines/hypertension/ において自由に閲覧することができます）

無を主観的には把握できません．患者自身が過去の医療機関受診において，その存在を指摘され，覚えている場合は別です．しかし，一般には，この患者を担当している私たちが診察ないし検査を施行して，客観的に把握していくしかない諸項目です．

　それでは，心血管系疾患の各危険因子は，症例プレゼンテーションのどの部分で，おのおの述べられるべきでしょうか？

　答えは，**表 1-3**のように，整理することができます．年齢は，患者 ID/ 主訴において，心血管系疾患の家族歴は，もちろん，家族歴において，喫煙，運動不足の実態については，生活歴において，高血圧，肥満については，現病歴，既往歴，身体所見において，脂質異常，糖尿病，微量アルブミン尿，GFR 60 ml/分未満については，患者の理解・把握があれば，現病歴，既往歴のなかで言及することができ，実際には，検査所見のなかに，客観的な裏づけとなるデータを配置していきます．

表 1-3　心血管系疾患の症例プレゼンテーションにおいて危険因子について言及するべき場所

危険因子	症例プレゼンテーションのなかで言及するべき場所
年齢	患者 ID/ 主訴
心血管系疾患の家族歴	家族歴
喫煙，運動不足	生活歴
高血圧，肥満	現病歴（または既往歴）および身体所見
脂質異常，糖尿病	現病歴（または既往歴）および検査所見
微量アルブミン尿，GFR 60 ml/分未満	現病歴（または既往歴）および検査所見

　このように，危険因子を，実際の診療の手順の中に位置づけておく態度がいっ

たん身につけば，心血管系疾患の場合だけでなく，どのような疾患でも，危険因子を意識しつつ，その疾患を勉強していくことができるようになります．また，診察の場においても，危険因子を，ごく自然に，順序よく，思い出すことができるようになるでしょう．

ポイント5：診断の手がかりだけでなく，治療の手がかりとなる情報も盛り込む

診断はあくまで，その後に続く治療を前提として行われる行為です．したがって，症例プレゼンテーションには，診断に役立つ情報（diagnostic clues）だけでなく，その先を見越した治療に役立つ情報（therapeutic clues）も，含められていなければなりません．上手なプレゼンテーションにおいては，診断と治療に必要な情報が過不足なく盛り込まれています．

では，治療に必要な患者情報とは，何でしょうか．すべてを網羅することはできませんが，主な治療法ごとに，標準的に把握しておくべき項目はおおむね決まっています（表1-4）．

表1-4 各種治療法について実施前評価を要する項目の例

①薬物療法および食事療法：経口，経血管，経胃腸
 ・過去および現在の薬物および栄養物の使用歴
 ・アレルギー歴
②外科治療：手術によるもの，内視鏡によるもの，カテーテルによるもの
 ・外科治療歴
 ・輸血歴
 ・出血傾向の有無
 ・抗血小板剤，抗凝固剤の服用の有無
 ・造影剤アレルギーの有無
 ・心肺機能
 ・肝腎機能
③物理化学的治療：たとえば，高圧酸素療法，放射線照射など
 ・閉所恐怖の有無
 ・心肺機能
④リハビリテーション治療
 ・意識状態
 ・認知症の有無
 ・心肺機能
 ・筋骨格系の問題
 ・中枢神経，末梢神経の問題
⑤患者教育：言語または行動を介するもの
 ・意識状態
 ・認知症の有無
⑥その他
 ・現在，妊娠中であるか否か

練習1-2（9頁）の症例の場合，治療方針を決定していくために，病歴と身体所見以外に，どのような初期検査，精密検査が必要となるでしょうか．

まず，血液検査，心電図，胸部X線，心臓超音波が施行されるでしょう．も

しも，病歴と身体所見に基づく私たちの診立てが急性心筋梗塞であるとすれば，ただちに，冠動脈造影(coronary angiography = CAG)が施行され，その後，経皮的経管的冠動脈形成術(percutaneous transluminal coronary angioplasty = PTCA)ないし経皮的冠動脈インターベンション(percutaneous coronary intervention = PCI)が続く可能性もあります。また，冠動脈バイパス移植術(coronary artery bypass grafting = CABG)が行われる可能性もあります。これらを先読みすれば，以下の病歴情報について把握しておくことが重要となるに違いありません。

- 造影剤アレルギーの有無　allergy to contrast medium
- 薬物アレルギーの有無　allergy to medications
- 心肺疾患の既往　past history of cardiopulmonary diseases
- 開胸術，開心術の既往　past history of thoracotomy/open-heart surgery
- 出血傾向の有無　bleeding tendency
- 抗凝固剤および抗血小板剤の服用の有無　present use of anticoagulants and/or antiplatelets

　医学部在学中，および，初期研修の期間中は，診断に焦点を当てた症例プレゼンテーションが上手にできるようになることが最初の目標であるとは思いますが，「治療を先読みしたプレゼンテーション」ができるようになることを，その後の目標として常に意識しておきましょう。

4. 検査所見を添える
——最初の完成形

　第1章も本節で終わりです。繰り返しますが，第1章は入門ですので，この段階では，細かい医学的事項については，理解できなくても大丈夫です。「流れ」と「構造」を把握してください。

　第1節と第2節で2つの症例を取り上げましたが，どちらも，病歴と身体所見だけからなる症例でした。これは，最初から検査所見まで含めてしまうと，初心者の場合，その量に圧倒されてしまい，やる気を失ってしまう可能性を危惧したからです。

　本節は，入門の最終段階ですから，いよいよ，病歴と身体所見に検査所見も加えた，より一般的な症例プレゼンテーションを取り扱ってみることにしましょう。

　病棟で，患者の病歴，身体所見，検査結果を報告する。その内容について議論を行い，指導医からフィードバックを得る。ここでは，2名の研修医に登場願い，同一の症例について報告してもらいます。読者の皆さんは，2つのプレゼンテーションのクオリティーの違いに注意しながら，読み進んでください。

■ ありがちなパターン

　最初に，1年目研修医・下山和子先生（仮名）のプレゼンテーションを聞いてみましょう。

> **1年目研修医・下山和子先生（仮名）のプレゼンテーション**
>
> （診療録に目を落としながら，読み上げるように，プレゼンテーションを開始）
> ■患者IDと主訴
> 　A.I. さんは，48歳の女性，家庭の主婦です。
> ■現病歴
> 　2003年，抗生剤を服用して，一過性の下痢，下腹部痛と全身発赤が生じたことがあるそうです。
> 　2004年には，尿糖陽性を指摘されています。2005年4月，血糖値240 mg/dl, HbA_{1c} 11 %です。このとき，高血圧も指摘されているそうです。
> 　昨年12月より，糖尿病に対して，グリベンクラミド 2.5 mg/day の服用を

開始しています．同じころ，膀胱炎症状もあったそうです．

　全身倦怠感のため，本年3月末に仕事を辞めました．4月の血液検査で，血糖120 mg/dl，HbA$_{1c}$ 5.8 %のため，また，低血糖症状と思われる症状が出現するようになったため，グリベンクラミドの内服は中止となりました．

　5月15日，頭重感のため，救急外来受診しました．血圧が180/100 mmHgでしたが，特に原因が見当たらず，鎮痛薬の処方と内科外来受診の指示を受けて，帰宅しています．その後，外来で，高血圧に対して，塩酸デラプリル15 mg/dayが開始となりました．食欲は普通で，熱もありません．

　一昨日，5月26日，頭痛，ふらつき，右目の視力低下を訴えて，内科外来を再受診しています．

■既往歴

　既往歴ですが，2年前に高血圧（収縮期血圧180 mmHg）を指摘されています．手術歴はなくて，薬物アレルギーもありません．2回妊娠して，2回出産しています．最終月経は，5月20日から6日間です．昨年3月頃から，月経発来の間隔が短くなり，下腹部の重圧感を伴うようになったそうです．これに対して，産婦人科を受診し，問題ないと言われているそうです．

■家族歴

　糖尿病の方はいません．母親が高血圧で，くも膜下出血で亡くなられています．

■身体所見

　身長153 cm．体重54 kg．意識は清明．会話は正常で，協力的．体温36.5 ℃．血圧260/178 mmHg．脈拍108/分．眼底所見：乳頭浮腫あり．網膜出血あり．眼球結膜：軽度貧血様．甲状腺に特記すべき所見を認めません．頸静脈怒張を認めません．心音：整．肺音：清．腹部：平坦・軟，腸音正常，血管雑音なし．両下腿および両足に圧痕を残す浮腫を認めます．深部腱反射：左右差なし．構語障害なし．麻痺や筋力低下を認めません．動作・歩行：正常．

■検査所見

末梢血血算：白血球11,200，赤血球326万，ヘモグロビン9.7，ヘマトクリット27.3，血小板10.5万．

血液生化学：ナトリウム136，カリウム5.4，クロル97，BUN 69，クレアチニン7.7，血糖123，LDH 975，CK 12，CRP 0.3，HbA$_{1c}$ 5.4 %．

尿定性：比重1.014，pH 5.0，蛋白3＋，糖－，潜血3＋．

胸部単純X線：肺野清明．心拡大あり．胸水を認めません．

心電図：洞調律．108/分，整．左室肥大に合致する所見を認める以外は，特記すべき異常を認めません．

　（ここまで述べたところで，下山先生は，顔を上げ，周囲を見回しています．プレゼンテーション終了のようです）

> 指導医　……それで，この患者さんの，問題点は？
> 下山先生　ええと，ええと…。糖尿病？
> 指導医　そうですね。糖尿病がありますね。糖尿病の他には，何かありますか？
> 下山先生　視力低下と…
> 指導医　そうですね。そして，わざわざ内科病棟に緊急入院になった理由について，特に，言及するとしたら？
> 下山先生　……高血圧？

　下山先生は，診療録に記載されている患者データを，それなりに順序だてて，報告してくれています。また，症例プレゼンテーションにおいてどんな項目を報告すればよいかについても，欠落は目立つものの，それなりの理解は持ち合わせているようです。しかしながら，このプレゼンテーションを聞いていると，非常に退屈というか，だんだんうんざりとしてきてしまいます。その原因は何でしょうか？

　このプレゼンテーションには，それなりにたくさんの情報が散りばめられています。また，時間的な順序も年月日を特定する形で整然としていました。しかし，医師である私たちに訴えかけてくるストーリー（物語）が見えません。言い換えれば，臨床的な思考に基づいた論理の糸が通っていないということです。プレゼンター自身が，患者が抱えている問題の本質を把握できておらず，診断も治療方針もあいまいなまま，このプレゼンテーションを行っているということです。

症例プレゼンテーション上達のための指針②
- ☐ 症例プレゼンテーションとは，時間的な順序に従い，患者情報を詳細に羅列することではありません。
- ☐ プレゼンター自身の医学的思考と論理に基づき，一つの症例を物語る，それが症例プレゼンテーションの本道です。
- ☐ この目的のためには，無関係な枝葉はたとえ事実であっても削除し，その一方で，必須事項については，患者の一挙手一投足が目に浮かぶようにリアルに詳述しなければなりません。

　読者の皆さんは，下山先生の発表を，もう一度読み直してください。そして，次の練習問題に取り組んでみてください。

TRY! 練習 1-3　下山先生のプレゼンテーションの問題点はどこにあるか？

　1年目研修医・下山和子先生（仮名）のプレゼンテーションについて，改善したらよいと思われる点を，具体的に列挙してください。

練習 1-3 の解答例

■患者 ID と主訴
A.I. さんは，48 歳の女性　家庭の主婦です。[※1]

■現病歴
2003 年，抗生剤を服用して，一過性の下痢，下腹部痛と全身発赤が生じたことがあるそうです。[※2]

2004 年には，尿糖陽性を指摘されています。2005 年 4 月，血糖値 240 mg/dl，HbA$_{1c}$ 11 ％です。このとき，高血圧も指摘されているそうです。[※3]　昨年 12 月より，糖尿病に対して，グリベンクラミド 2.5 mg/day の服用を開始しています。同じころ，膀胱炎症状もあったそうです。[※5]

全身倦怠感のため，本年 3 月末に仕事を辞めました。4 月の血液検査で，血糖 120 mg/dl，HbA$_{1c}$ 5.8 ％のため，また，低血糖症状と思われる症状が出現するようになったため，グリベンクラミドの内服は中止となりました。

5 月 15 日，頭重感のため，救急外来受診しました。血圧が 180/100 mmHg でしたが，特に原因が見当たらず，解熱鎮痛薬の処方と内科外来受診の指示を受けて，帰宅しています。その後，外来で，高血圧に対して，塩酸デラプリル 15 mg/day が開始となりました。食欲は普通で，熱もありません。[※4]

一昨日，5 月 26 日，頭痛，ふらつき，右目の視力低下を訴えて，内科外来を再受診しています。[※4]

■既往歴
既往歴ですが，2 年前に高血圧（収縮期血圧 180 mmHg）を指摘されています。手術歴はなくて，薬物アレルギーもありません。2 回妊娠して，2 回出産しています。最終月経は，5 月 20 日から 6 日間です。本年 3 月頃から，月経発来の間隔が短くなり，下腹部の重圧感を伴うようになったそうです。[※5]　これに対して，産婦人科を受診し，問題ないと言われているそうです。[※5]

■家族歴
糖尿病の方はいません。母親が高血圧で，くも膜下出血で亡くなられています。

■生活歴
（下山先生はこの項目について述べませんでした。）

飲酒歴：昨年 4 月まで，ビールを 1 日 2 〜 3 リットル。現在は，飲んでいません。

喫煙歴：1 日 1 箱を 20 年。本年 3 月まで，週 5 日，1 日 8 時間程度，会社の事務の仕事をしていました。夫と小学生の子供 2 人との生活ですが，家庭生活は円満で，職場のストレスもなかったと述べています。[※6]

■システム・レビュー
（下山先生はこの項目について述べませんでした。）

やや息苦しい感じあり。胸部絞扼感あり。動悸あり。めまいあり。腹痛，下痢，嘔吐の訴えはありません。※6

■**身体所見**

身長 153 cm。体重 54 kg。意識は清明。会話は正常で，協力的。体温 36.5 ℃。血圧 260/178 mmHg。脈拍 108/分。眼底所見：乳頭浮腫あり。網膜出血あり。眼球結膜：軽度貧血様。甲状腺に特記すべき所見を認めません。頸静脈怒張を認めません。心音：整。肺音：清。腹部：平坦・軟，腸音正常，血管雑音なし。両下腿および両足に圧痕を残す浮腫を認めます。深部腱反射：左右差なし。構語障害なし。麻痺や筋力低下を認めません。動作・歩行：正常。

■**検査所見**

末梢血血算：白血球 11,200，赤血球 326 万，ヘモグロビン 9.7，ヘマトクリット 27.3，血小板 10.5 万。

血液生化学：ナトリウム 136，カリウム 5.4，クロル 97，BUN 69，クレアチニン 7.7，血糖 123，LDH 975，CK 12，CRP 0.3，HbA_{1c} 5.4 %。

尿定性：比重 1.014，pH 5.0，蛋白 3 +，糖 -，潜血 3 +。

胸部単純 X 線：肺野清明。心拡大あり。胸水を認めません。

心電図：洞調律。108/分，整。左室肥大に合致する所見を認める以外は，特記すべき異常を認めません。

■**要約**

(下山先生はこの項目について述べませんでした。)※7

■**プロブレム・リスト**

(下山先生はこの項目について述べませんでした。)※7

■**評価とプラン**

(下山先生はこの項目について述べませんでした。)※7

■**結論**

(下山先生はこの項目について述べませんでした。)※7

....

※1 患者の年齢と性別は明確に述べられていますが，主訴および来院理由が欠落してしまっています。

※2 現在の問題に直接関係しない場合には，この一文は削除するべきです。

※3 現病歴の中で，糖尿病と高血圧を並列に論じていこうとすると，話が複雑になってしまい，現病歴の流れを見失ってしまいます。糖尿病と高血圧のどちらが現在の主要な問題点なのかをきちんと判断し，どちらか一つに絞りましょう。また，双方が等しく現病に寄与していると考えられる場合には，現病歴の冒頭で，この症例には２つの問題点があることを宣言しておかないと，聴き手は論点を見失ってしまいます。

※4 どうやらこの２つの段落こそが，現病歴のようです。この二段落がもっと前景に浮かび上がるように，現病歴を再構成するべきでしょう。

※5 「〜そうです」という伝聞型の表現が，現病歴に３か所，既往歴に２か所あ

ります。病歴は患者ないしその家族から聴取するものですから，伝聞型の表現は間違いではないのですが，聞いている立場からすると「無責任に響く」「冗長に感じられる」「発言の内容に自信がないと思わせられる」など，よい印象がありません。この部分は，「下腹部の重圧感を伴うようになりました」「産婦人科を受診し，問題ないといわれました」のように，直接，事実を述べましょう。

※6　生活歴とシステム・レビューは，日本の医学教育において，非常に軽視されてきた部分です。「臓器だけを診ずに全身を診たい」のであれば，システム・レビューは必須です。また，「病気だけを診ずに人を看たい」のであれば，生活歴の把握も必須です。ここでは，ト山先生が言及しなかった本症例の生活歴とシステム・レビューを，補足的に挿入してみました。

※7　症例プレゼンテーションである以上，「要約」「プロブレム・リスト」「評価とプラン」「結論」は必須です。

いかがでしたか？　皆さんは，この症例をどのように構成し，プレゼンテーションすればよいとお考えになりましたか？

"最初の完成形"

次に，同一症例について2年目研修医・最上恵子先生（仮名）が行ったプレゼンテーションを聞いてみましょう。

2年目研修医・最上恵子先生（仮名）のプレゼンテーション

（診療録やメモを持たずにプレゼンテーションを開始）

■**患者IDと主訴**

A.I. さん，48歳女性，家庭の主婦。一昨日の緊急入院から今朝まで48時間，ICUに入室しており，本日午後，内科病棟に転床となった患者さんです。

2週間前に気づいた右目の視力低下と拍動性頭痛，ふらつきが次第に増悪してきたため，一昨日，内科外来を受診。緊急入院となりました。高血圧，糖尿病の既往がある患者さんです。

小学生の子供2人を抱えているので，入院期間は最短にしてほしいというのが本人の希望です。

■**現病歴**

2年前の2004年4月に，高血圧（収縮期血圧180 mmHg，拡張期血圧不明）を指摘され，減塩指導を受けました。2か月前，全身倦怠感，労作時の動悸，息切れのため，ちょうど年度末でもあったことから，20年来続けてきた会社の事務職を辞めています。2週間前，頭重感とふらつきのため，救急外来受診しました。そのときの血圧は180/100 mmHg。特に原因が見当たらず，鎮痛薬の処方と内科外来再診の指示のみで，帰宅を指示されました。

先週，外来で，高血圧（200/100 mmHg）に対して，塩酸デラプリル15 mg/

day が開始となりました。その後も，頭痛，ふらつきが改善せず，さらに，右目がかすみ，新聞の文字が見えづらくなってきたことから，一昨日，内科外来を再受診。血圧 268/136 mmHg。息苦しい感じ，胸部を圧迫されているような感じ，動悸，めまいの訴えも認めました。経皮酸素飽和度は room air で 94 % でした。食欲低下，腹痛，発熱はありません。高血圧緊急症（hypertensive emergency）として，同日入院，ICU 入室となりました。

■**既往歴**

糖尿病の既往があります。発症時期は不明ですが，2 年前の 2005 年 4 月に，血糖値 240 mg/dl，HbA$_{1c}$ 11 %。これに対して，食事療法とグリベンクラミド 2.5 mg/day の服用を開始しています。1 か月前，血糖（食後 2 時間値）120 mg/dl，HbA$_{1c}$ 5.8 % となり，むしろ，低血糖症状と思われる症状が出現するようになったため，グリベンクラミドの内服は中止となりました。最近 2 年間の体重は，ほぼ一定で，増減はありません。

手術歴：なし。薬物アレルギー：なし。妊娠歴：G 2 P 2。最終月経は，1 週間前から 6 日間。1 年前から，月経発来の間隔が短くなり，下腹部の重圧感を伴うようになりましたが，2 か月前の産婦人科受診においては，子宮筋腫や腫瘍の可能性は指摘されておらず，経過観察となっています。

■**家族歴**

特記すべきこととして，母親が高血圧で，くも膜下出血で亡くなられています。

■**生活歴**

喫煙：1 日 1 箱を 20 年間です。過去，ビールを 1 日 2～3 リットルと大量に飲んできましたが，1 年前の 2006 年 4 月に止めています。現病歴で述べたように，2 か月前，倦怠感を理由に，仕事を辞めています。夫と子供 2 人との生活ですが，家庭生活は円満で，職場のストレスもなかったと述べています。

■**システム・レビュー**

現病歴で述べた以外，特記事項ありません。

■**身体所見**

身長 153 cm。54 kg。意識：清明。時間，場所，人物に関する見当識は維持されています。会話は正常で，協力的。体温 36.5 ℃。血圧 260/178 mmHg。脈拍 108/分。皮膚に特記すべき所見を認めません。眼底所見：乳頭浮腫あり。網膜出血あり。眼球結膜：軽度貧血様。甲状腺に特記すべき所見を認めません。頸静脈怒張を認めません。心音：整。肺音：清。腹部：平坦・軟，腸音正常，血管雑音なし。両下腿および両足に圧痕を残す浮腫を認めます。深部腱反射：左右差なし。構語障害なし。麻痺や筋力低下を認めません。動作・歩行：正常。

■**検査所見**

末梢血血算：白血球 11,200，赤血球 326 万，ヘモグロビン 9.7，ヘマトクリット 27.3，血小板 10.5 万。

血液生化学：ナトリウム 136，カリウム 5.4，クロル 97，BUN 69，クレアチニン 7.7，血糖 123，LDH 975，CK 12，尿酸 7.8，総コレステロール 198，中性脂肪 102，HbA_{1c} 5.4 ％。

尿定性：比重 1.014，pH 5.0，蛋白 3＋，糖－，潜血 3＋。

胸部単純 X 線：肺野清明。心拡大あり。胸水を認めません。

心電図：洞調律。108/分，整。左室肥大に合致する所見を認める以外は，特記すべき異常を認めません。

■**要約**

　高血圧，糖尿病の既往がある A.I. さん，48 歳女性，家庭の主婦が，2 週間来の右目視力低下，頭重感，ふらつきの増悪のため，一昨日，内科外来を受診。家族歴として，母親がくも膜下出血で亡くなられています。喫煙歴：20 箱×年。診察上，血圧 260/178 mmHg，脈拍 108/分。乳頭浮腫および網膜出血あり。両下腿および両足に圧痕を残す浮腫を認めます。血液検査上，BUN 69 mg/dl，Cre 7.7 mg/dl。以上から，高血圧緊急症と診断され，ICU に入室となりました。

■**プロブレム・リスト**

＃1　高血圧緊急症

＃2　腎不全

＃3　糖尿病

■**評価とプラン**

＃1　高血圧緊急症（hypertensive emergency）

〈診断〉

　拡張期血圧が 178 mmHg と異常高値です。頭重感，ふらつき，息苦しさ，胸部圧迫感，動悸，めまいの訴えがあること。乳頭浮腫，眼底出血，両下肢浮腫の身体所見。腎機能障害の検査所見。以上を総合するに，高血圧緊急症と診断されます。

〈鑑別診断〉

　最も考えられる診断は，本態性高血圧およびそれによる慢性腎不全の急性増悪です。以前より指摘されていた高血圧が，徐々に腎硬化を引き起こし，それがさらに血圧を上昇させ，腎機能の悪化につながるという悪循環が，ここ最近，急速に進行したのではないかと推測します。

　本態性と結論する前に，二次性高血圧の可能性を鑑別し，除外しなければなりません。最も可能性が高いのは腎血管性高血圧です。褐色細胞腫，原発性アルドステロン症，甲状腺機能亢進症，クッシング症候群は，いずれも本症例とは臨床的な経過と描像が異なりますので可能性は低いと考えますが，

除外のために，レニン活性，アルドステロン，TSH，fT_4，尿中 VMA，尿中メタネフリンの測定を依頼しました。

大動脈縮窄症は上下左右の血圧差がないので考えにくいと思います。睡眠時無呼吸症候群については，少なくとも ICU 入室中の夜間帯には，無呼吸や経皮酸素飽和度の低下は観察されていません。

〈治療〉

外来において，経皮酸素飽和度は 94 % でしたので，経鼻カニュラ 3 L/分による酸素投与を開始して，脈拍が 108/分→80/分台まで安定しました。

また，外来において，末梢静脈路から塩酸ニカルジピン（nicardipine hydrochloride）の持続静注を開始し，ICU 入室後，現在までの 48 時間で，160/110 mmHg まで血圧を降下させました。症状の増悪や新たな出現は認めていません。今後も，確実な血圧コントロールを図っていきます。

両下腿に浮腫を伴っていたこと，心拡大，高カリウム血症を認めたことから，体液過剰が存在すると考え，フロセミド（furosemide）80 mg/day を 4 回に分けて静注しています。利尿は極めて良好で，入院後の 1 日尿量は 2,400～2,800 ml です。血圧のコントロールがついてきているのは，塩酸ニカルジピンだけでなくフロセミドの影響も大きいと思います。

今後の治療方針ですが，高血圧の原因を確定すること。原因が見当たらない場合には，本態性ということになります。現在の静注薬は，徐々に内服に置き換えていくようにします。また，今回の入院中に禁煙指導を徹底し，禁煙を達成します。現在，1 日の塩分量は 3 g/day に制限しています。

#2　腎不全

現段階では，腎不全が原因であるか結果であるかはわかりませんが，腎実質の疾患でも腎不全と高血圧を同時に引き起こしますので，この点については，腹部超音波および腹部 CT により両腎の形態を観察し，尿定性・沈渣の結果，および本日戻ってくるはずの 1 日尿蛋白量を把握した上で，至急，腎臓内科にコンサルトします。腎機能が回復しない場合には，慢性腎不全に対する生活指導および栄養指導も計画していかなければなりません。

#3　糖尿病

過去に糖尿病と診断され，治療も受けてきました。1 か月前の血液検査において，血糖値も HbA_{1c} も正常化していますが，これには 2 つの理由が考えられます。一つは，食事療法と薬物療法により血糖のコントロールが改善したこと。最近 2 年間では，1 年前に大量の飲酒を止めたことがあげられます。ただ，ここ 2 年間，体重の変化はありません。もう一つは，腎機能の低下とともに体内インスリンの代謝排泄回転が遅延し，それにより，血糖値が改善したことです。

いずれにしても，本症例においては，糖尿病が全身に与えてきた影響，特に，網膜と腎臓に与えてきた影響について，今回の入院中に評価しなければ

■結論
　高血圧，糖尿病の既往がある48歳女性が高血圧緊急症のため，ICUに緊急入室となりました。酸素，塩酸ニカルジピン，フロセミドの投与にて血圧は改善を見せ，全身状態の進行性の悪化は認めません。原因ですが，腎血管性高血圧および褐色細胞腫などの二次性高血圧を除外する検査の結果待ちです。腎不全の原因が腎実質性障害によるものである場合，どのような検査と治療が必要になるかについて，今後，腎臓内科にコンサルトします。糖尿病の既往がありますが，今回入院中，血糖値に問題なく，網膜症と腎症の評価が中心になります。内科病棟においては，血圧管理および腎不全管理のための生活，食事，服薬指導を行い，早期退院を目指したいと思います。

なりません。眼底出血と腎不全は，高血圧性変化によっても説明することができますが，糖尿病性網膜症と糖尿病性腎症によるものである可能性も否定できず，その鑑別，寄与の度合いの判定が必要です。

　いかがでしょうか。病歴，身体所見，検査結果の三点セットを含めた症例プレゼンテーションは決して短くはありません。米国では，この水準のプレゼンテーションが，医科大学の3年時から開始されるクリニカル・クラークシップにおいてスムーズに行えることが期待されています。

よい症例プレゼンテーションとは

　最後に，よい症例プレゼンテーションの条件を簡潔にまとめて，本章を締め括りたいと思います。

> **症例プレゼンテーション上達のための指針③**
> ☐　明快であること(Clear)
> ☐　簡潔であること(Concise)
> ☐　正確であること(Precise)
> ☐　論点が絞り込まれていること(Focused)
> ☐　文脈に応じて必要かつ十分であること(Pertinent)

　これら5項目の間には，意味の重複も存在していますが，章を追って，各論の森に踏み込んでいくときの，「総合的」な指針となって，私たちを導いてくれるでしょう。覚えておいて損はありません。
　そして，仲間や指導医から，以下のように誉められるようになれば，しめたものです。

症例プレゼンテーション上達のための指針④
- [ ] 上手にまとまっている（well-organized）
- [ ] わかりやすい（easy to understand）

　これらの指針は，将来，後輩に，症例プレゼンテーションを指導する際の指針でもあります。今日の学習は，明日の教育に，そのままつながっているのです。

第2章 基礎：症例プレゼンテーションの理論

症例プレゼンテーションの卓越は，千の細部に宿ると同時に，全き一つの流れに宿る。

■**本章の概要**

　第2章では，第1章・入門で学んだ症例プレゼンテーションの構造を，より詳細に，項目ごとに論じていきます。プレゼンテーションの内容（contents）は，入院時要約（admission summary）や退院時要約（discharge summary）によく似ていますが，まったく同じではないということを意識しながら学んでください。

　プレゼンテーションは「話す技術」なので，よいプレゼンテーションのためには，「伝え方」（delivery）についても，学ぶ必要があります。よどみなくスムーズであること。不必要な情報が混じっておらず，無駄がないこと。聞いている人にとって，提示される情報の一つひとつが，病態把握，最終診断，評価とプランのヒントになるように，構成されていることが理想です。

第2章 基礎：症例プレゼンテーションの理論

Oral Case Presentation

1. Contents（内容）を理解しよう

　医学に限らず，プレゼンテーションでは，内容（contents）という側面と，伝え方（delivery）という側面があります。どんなにすばらしい内容であっても，伝え方が下手ではうまく伝わりません。また，伝え方が上手であっても，内容が空疎であれば，聞くに値しません。症例プレゼンテーションにおいては，内容（contents）と伝え方（delivery）は，必須の両輪であり，どちらか片方が欠けていてもうまくいきません。このことを意識しながら，1節で内容（contents）に関する知識を整理し，2節で伝え方（delivery）に関する技術を学びましょう。

Contents（内容）の基本的な流れ

　症例プレゼンテーションに盛り込まれる内容は，Contents Index（第1章，6頁）に示した基本的な流れに従います。第1章においても強調しましたが，この流れが12の項目に分割できることを改めて覚えておきましょう。マニュアルを絶対視することは真の知性とはいえませんが，初心者は，十分な基礎体力が身につくまで，この順序を遵守することに専念してください。

Contents Index：症例プレゼンテーションの基本的な流れ

01	患者IDと主訴	Identification Data(ID) & Chief Complaints(CC)
02	現病歴	History of Present Illness(HPI)
03	既往歴	Past History(PH)
04	家族歴	Family History(FH)
05	生活歴	Social History(SH)
06	システム・レビュー	Review of Systems(ROS)
07	身体所見	Physical Examination(PE)
08	検査所見	Initial Workup
09	要約	Summary
10	プロブレム・リスト	Problem List
11	評価とプラン	Assessment & Plan
12	結論	Conclusion

最初に、患者ID（identification data）と主訴（chief complaints）を元気に一息で述べます。次いで、現病歴（history of present illness），既往歴（past history），家族歴（family history），生活歴（social history）と一連の病歴（history）を丁寧に述べていきます。システム・レビュー（review of systems）により問題点の見落としがないことを確認した後、身体所見（physical examination）と検査所見（initial workup）によって、症例に他覚的、客観的な情報を加えていきます。

以上のような患者IDと主訴から検査所見までの情報を素早く整理し、再確認するのが要約（summary）です。これにより、その後に続くプロブレム・リスト（problem list）の立案理由、そして、評価とプラン（assessment & plan）の内容が理解しやすいものとなります。

最後に、症例に対する自分自身の見解をきっぱりと述べて結論（conclusion）とします。慣れてくれば、省略や順序変更を行っても、説得力を失わない自由を獲得できます。

このcontents indexは、どのような診療科と専門分野を専攻していくことになるとしても必ず覚えてください。実は、日本においては、「それ（contents index）は確かにそうなのだけれど、うちの科では使わない」と主張し、この基本を否定ないし省略してしまう医師が多数存在します。しかしながら、標準化された構造を最初から否定し教えないという態度は、医学教育における世界の潮流に反し、あってはならないことです。

もちろん、診療科と専門分野が異なれば、症例プレゼンテーションの内容や構成に関する重み付けが異なって当然です。しかしながら、それは特定の診療科や専門分野でcontents indexを教えないことの理由にはなりません。世界的にも、歴史的にも、このcontents indexこそが、すべての診療科において最も普遍的に使用されてきた「世界標準」の項目立てです。

なお、主訴（chief complaints）は、来院理由（reason for visit）と言い換えられることもあります。また、主訴／来院理由（chief complaints/reason for visit）のように併記されることもあります。

日本人医師のための注意点

症例プレゼンテーションの内容（contents）に関する私たち日本人医師共通の弱点は、次のとおりです。

①患者IDと主訴を明確に述べないまま、漠然と現病歴を開始してしまう。
②現病歴、既往歴、家族歴、生活歴の区別が曖昧。
③システム・レビューへの言及がない。
④要約や結論が存在しない。

日本語であっても，英語であっても，これらの4点をきちんと修正するだけで，プレゼンテーションの印象が見違えるように向上します。思い当たる項目がある方は，この後の各論において，対応する項目を熟読してください。

　日本の医学生，研修医を指導していて痛感することは，症例プレゼンテーションの基本12項目が「身についていない」ということです。「えーと，えーと」と考えながらであれば，順番を思い出すことができるのですが，「反射的に出てくる」水準まで鍛錬されていません。

　もちろん，プレゼンテーションの基本12項目は何ですか？　といった確認の仕方をすれば，多くの医学生，研修医が間違いなく答えることができるでしょう。しかし，実際に症例検討を開始してみると，患者IDを述べないまま病歴を始めてしまったり，主訴の後ただちに検査所見が登場してくることがしばしばです。

　こういった混乱と未熟の原因を探っていきますと，症例プレゼンテーションの経験数が絶対的に少ないこともさることながら，それ以前の問題として，患者の問診と身体診察の経験数が不足していることがわかります。症例プレゼンテーションの流れは，実は診療の手順そのものでもありますので，診療に主体的に従事していれば，プレゼンテーションの構成と内容にも迷いは生じなくなってくるはずです。

　症例プレゼンテーションに熟達している医師であれば，患者IDと主訴から，病歴，検査所見への流れに迷いはないでしょう。しかし，システム・レビューについての言及がなく，また，要約と結論が存在しないケースが往々にしてあります。指導医のための医学教育ワークショップにおいて，「システム・レビューとは何ですか？」という質問が毎回飛び出ることを見ても，指導医自身が，診療においても，症例検討においても，一定の形式（format）に従うことの威力をまず学ぶべきでしょう。その学習なしに，後輩に対して有効なお手本を示すことはできません。

「病歴」で特に留意すべき一般原則

　各論に入る前に，特に混乱の多い「病歴」（history）のプレゼンテーションに関する一般原則を解説しておきます。次の4点が基本であり，かつ重要です。

> **「病歴」にかかわる4つの原則**
> ❶ 病歴は現病歴，既往歴，家族歴，生活歴，システム・レビューの5項目からなる
> ❷「現病歴」には必要な情報をすべて含める
> ❸ 現病に関係しない病歴情報はすべて省略する
> ❹ 重要度順に述べる

（1）病歴は5項目からなる

　病歴は，現病歴（history of present illness），既往歴（past history），家族歴（family history），生活歴（social history）に，システム・レビュー（review of systems）を加えた5項目からなります。

　現病歴が主訴／来院理由に直結した最重要情報であるのに対し，既往歴／家族歴／生活歴／システム・レビューは背景情報の提供が目的です。施設によっては，現病歴を除いた後者4項目を standard data base（SDB）と一括し，現病歴から明確に区別することがあります。

（2）「現病歴」には必要な情報をすべて含める

　Standard data base（SDB）におけるどんな情報も，主訴／来院理由に直結している場合，または，現病理解に必要不可欠な場合は，現病歴に含めてかまいません。言い換えれば，現病歴とは，時間的に現在の事象を記述する場というよりも，主訴／来院理由の解決に必要な情報をすべて開示する項目なのです。

　反対に，現在のことだからといって，今回の主訴／来院理由に関連しないことまで，事細かに報告する方がおられますが，それも間違いであり，場違いです。

（3）現病に関係のない病歴情報はすべて省略する

　主訴／来院理由に関係せず，鑑別診断と治療方針にも関係しないSDB中の情報は，症例提示においてはすべて省略します。その場合，「家族歴については，特記事項ありません」のように，該当情報がない旨を宣言しながら省略していくと，理解しやすいプレゼンテーションとなります。

（4）重要度順に述べる

　現病歴，既往歴，家族歴を述べる順序についてですが，日本の医学教育では，
- 主訴に続き，現病に関係があってもなくても，既往歴と家族歴を述べてから，現病歴に入る
- 既往歴や家族歴において重要な陽性および陰性所見を認めるにもかかわらず，現病歴に続く既往歴，家族歴の中でそれらが断片的にしか言及されない

といった悪しき慣行が存在します。

洗練されたプレゼンテーションの流れに親しんだ人にとっては，こうしたプレゼンテーションは distraction（注意散漫）と映ります．繰り返しますが，病歴のプレゼンテーションの順序は，現病への一般的な関連度に鑑み，現病歴→既往歴→家族歴が大原則です．また，既往歴と家族歴の中で現病に直接関係する重要所見は，現病歴の中で述べてしまいます．プレゼンテーションの原則は，物事を重要度順に述べること（Put first things first !）であり，臨床医学における症例プレゼンテーションにおいても「Present the most important problem first !」が大原則です．

ただし，例外がないわけではありません．たとえば小児科の診療においては，誕生から現在に至るまでの病歴が短いため，最も重要な問題点に対して現病歴，既往歴，家族歴のすべてが密接に絡んでいる場合がしばしばです．その場合には，家族歴→既往歴→現病歴という時間的順序を尊重したほうが，より自然で，病像把握が容易になるため，症例プレゼンテーションについても，家族歴→既往歴→現病歴の順序で行われることがあります．こうした例外については，状況ごとにプレゼンテーションのスタイルを使いわける方法を解説した第3章を参照してください．

以下，Contents 12 項目を1つずつ取り上げ，解説していきます．

01 患者 ID と主訴　　Identification Data & Chief Complaints

> **患者 ID と主訴のまとめ**
> ☐ 年齢，性別，受診経路，主訴，持続期間の5項目は忘れずに．
> ☐ 主訴は，自覚症状から汲み上げ，最も重要な3つ以内に絞ります．
> ☐ 関連病歴，生活歴，利き腕，人種，職業，婚姻区分の6項目を必要に応じて添えましょう．
> ☐ 現在，診療経過中の症例であれば，短くその概要も説明します．

患者 ID と主訴の重要性

　Identification Data（患者基本情報，以下，ID と略します），および Chief Complaints（主訴，以下，CC と略します）は，症例プレゼンテーションのオープニングであり，論文や新聞記事の「見出し」に相当するため，省略は不可能です．表題のない論文は誰も読まないように，ID & CC のないプレゼンテーションは参加者の興味関心を喚起することができません．逆にいえば，ID & CC を印象的な一文でいきいきと語りだすことが，よいプレゼンテーションの第一歩であるといえます．

必須5項目

　　ID & CC は，簡潔明瞭な一文，長くても二文以内に収めることを基本とします。後論に関係しない項目は思い切って省略しますが，省略してはいけない項目もあります。年齢，性別，受診経路，主訴およびその持続期間の5項目は省略してはいけません。

　　表2-1「患者IDと主訴の基本8表現」は，この必須5項目で構成されています。指導医への報告から学会発表に至るまで，どのような症例プレゼンテーションの場においても使用することができます。日本語では大きな問題は感じないと思いますが，英語での発表を練習する方は，第6章の英訳(213頁)をご覧ください。患者の受診経路を表現するための特有の言い回しがあることに注意し，最も使用頻度が高いこれら8表現を暗記してしまいましょう。

表2-1　患者IDと主訴の基本8表現　　　　　　　　（英訳は，第6章213頁）

①来院
　18歳男性が3日間持続する心拍不整を主訴に当クリニックに来院しました。
②受診
　27歳女性がこの6週間，ときどき動悸がするため，当院を受診しました。
③診察
　36歳男性が，突然死の家族歴について相談するため，主治医の診察を受けました。
④入院
　45歳男性が，1時間持続する激しい胸痛のため，入院となりました。
⑤搬送
　54歳女性が，3分程度続いたけいれんのため，救急車で救急外来に搬送されてきました。
⑥転院
　63歳女性が，この5日の間に呼吸困難が悪化してきたため，近医より当院に転院となりました。
⑦紹介
　72歳女性が，偶然に見つかった左房内腫瘤精査のため，心臓病専門医に紹介となりました。
⑧評価
　81歳男性が，最近2か月にわたって続いている胸部不快感について，当クリニックで評価を受けました。

補足6項目

　　前述の必須5項目に，関連病歴，生活歴，利き腕，人種，職業，婚姻区分などを必要に応じて付け加えます。いずれも，本来は病歴(history)の中で詳述していくべき項目ですが，患者IDと主訴の中で言及しておくと，論点を先取りすることにより参加者の理解を確実にするだけでなく，参加者の臨床思考(clinical reasoning)を最大限に刺激する効果があります。

　　次の表2-2「患者IDと主訴の発展7表現」に，補足6項目を適宜加えた発展表現を挙げています。

表 2-2　患者 ID と主訴の発展 7 表現　（アンダーラインが補足 6 項目を適用した部分）

（英訳は，第 6 章 214 頁）

①心肺停止
66 歳男性が路上で倒れ，駆けつけた救急隊員により呼吸停止，脈拍停止と判断されました。当院救急外来に搬送されましたが，<u>目撃者も家族もおらず，状況の詳細は不明です</u>。

②生来健康
22 歳，独身の女子大学生。<u>生来健康で，喫煙歴のない方</u>ですが，2 日間続く激しい咳を訴えて当クリニックに来院しました。<u>喀痰，発熱，悪寒戦慄，食欲不振，息切れは訴えておられません</u>。

③基礎疾患
44 歳男性。<u>離婚後，理容業を営み，血液維持透析を受けている方</u>ですが，咳と息切れがこの 12 時間で悪化してきたため，入院となりました。

④既往歴
33 歳，日本人男性。<u>銀行の重役で，小児期に喘息の既往があります</u>。風邪を引いた後，この 2 日の間に徐々に生じてきた胸部の圧迫感と喘鳴のため，救急外来を受診しました。

⑤利き腕
55 歳，<u>左利き</u>，10 年来の糖尿病歴および高血圧歴を持つ男性ですが，8 時間前から左腕と左脚が思うように動かないため，入院となりました。

⑥産科歴
33 歳，<u>G3P1A1 で</u>，現在，妊娠 29 週にある女性ですが，右胸部の激しく鋭い痛みを訴えて，救急外来を受診しました。（※ G3P1A1 は「経妊 3 回，経産 1 回，流産 1 回」の意）

⑦移住歴
55 歳のベトナム人男性，<u>既婚の調理師</u>が，スプーン 1 杯ほどの血痰が出たため，救急外来を受診しました。昨年，<u>ベトナムから移住してきた方で，英語は話せません</u>。

　日本語の場合にはなんら問題はないと思いますが，英語の場合には，第 6 章の英訳（214 頁）をご覧いただければわかるとおり，少々複雑な構文が求められます。関連病歴や生活歴を「患者 ID と主訴」の中で述べるためには，句や節の挿入を要するからです。難しいと感じる方は無理をせず，これらの情報を病歴（history）の中で述べることにしてもかまいません。

主訴を取り上げるコツ

■「主訴は患者の言葉で述べる」の例外

　主訴（chief complaints）は，患者の言葉を忠実に反映しつつも，自分の言葉で述べましょう。その際，他覚所見や診断名は避けるようにします。ただし，この原則には 2 つの例外があります。

【例外 1】
　症例プレゼンテーションの目的が，診断を確定すること，または診断について議論することではない場合には，ID に続いて確定診断および作業診断を述べてもかまいません。具体的には，すでに，外来初診時，病棟入院時，ICU 入室時のプレゼンテーションが済んでおり，経過と治療に議論の焦点が当てられている場合です。

　第 3 章において，現在，論じているプレゼンテーションのフォーマットとは異なるフォーマットをご紹介します。それらにおいては，患者の主訴から出発する

のではなく，現段階における診断から出発することが重要となります。また，麻酔科における術前プレゼンテーションのように，端的に診断名と予定術式からプレゼンテーションを開始する場合もあることに注意しましょう。

【例外2】
乳幼児や意識障害のある患者の場合，本人が訴えを起こすことができません。また，統合失調症や認知症など，病識が欠如している患者の場合，本人の希望で受診したのではなく，家族，同僚，あるいは発見者などに同伴されて来院される場合があります。その場合は，主訴ではなく，来院理由（reason for visit）を述べます。

■主訴は3つ以内に絞る

主訴は，3つ以内に絞りましょう。多すぎる主訴は，聞いている人を混乱させます。5つを超えると，短期記憶の射程外になります。ただし，病態把握のために多数の主訴の羅列が本当に必要な場合があります。全身性疾患（systemic disease）の場合がそうです。その場合は，プレゼンターだけが主訴を把握し，聞いている人が取り残されているということのないように，主訴だけゆっくり述べたり，2回繰り返したりすると，親切です。

02 現病歴　　　　　　　　　　　　　History of Present Illness

現病歴（history of present illness, HPI）は，症例プレゼンテーションの第1の見せ場です。プレゼンテーションは情報が1回限りの形で流れていき，文書のように再読できません。不明な内容が積み重なれば，参加者は次第に関心を失っていきます。現病歴を1回聞いただけで理解できるように構造化することが大切です。

現病歴を構成する2つの骨格

症例プレゼンテーションの核となる現病歴には天文学的な多様性があります。しかし，プレゼンテーションで求められる基本骨格は同じです。第1に症状の描写，第2に時間経過の把握です。症状×時間経過で，病の全体像が浮かび上がります。修辞に走ったり，雄弁に語らなくても，この二要素がはっきりと示されてさえいれば，聞いている人に現病歴を正確に伝えることができるでしょう。

ポイント1：症状の描写

患者が自由に語ったことを漫然と述べるだけでは，よいプレゼンテーションになりません。確かに症状は千差万別ですが，それを測るための座標軸は限られています。臨床の現場においては，慣れない間は，何らかの記憶術に頼ることが実践的です。最初に「Chloride PPs」を紹介します。特に「痛み」の性状の把握に便利ですが，あらゆる症状に適用可能です。

症状把握のための記憶術①「Chloride PPs」

Characterization/Quality	症状の性質
Location	部位・場所
Onset	発症起点
Radiation	症状の放散・伝播
Intensity/Severity	強度・程度
Duration/Frequency	持続期間・頻度
Events leading up to the symptom	誘因（症状の発生に関係すると考えられる事象）
Provoking(aggravating)factors	増悪因子（増強因子）
Palliative(alleviating)factors	軽快因子（緩和因子）
Symptoms associated with the event	同時に生起してきたその他の症状

症状把握のための記憶術は，他にもたくさんあります。2例ほど，紹介しましょう。

症状把握のための記憶術②「PQRST」

Provoke and Palliation of the symptom	増悪因子と軽快因子
Quality(intensity and character)	性状（強さと特徴）
Radiation and Location	放散の有無と部位
Symptoms which are associated with the symptom	関連していると思われる症状
Timing(onset, duration, and frequency)	時間因子（発症起点，持続時間，頻度）

※ TimingにおけるOnset（発症起点）を頭文字Oとして取り出して，「OPQRST」の項目立てとすることもあります。

> **症状把握のための記憶術③「LIQQOR-AAA」**
>
> | | |
> |---|---|
> | **L**ocation | 部位 |
> | **I**ntensity | 強さ，ペイン・スケール |
> | **Q**uality | 性状 |
> | **Q**uantity | 頻度，持続時間 |
> | **O**nset | 発症起点 |
> | **R**adiation | 放散の有無 |
> | **A**ggravation | 増強・増悪因子 |
> | **A**lleviation | 軽減・軽快因子 |
> | **A**ssociation | 関連していると思われる症状 |

※ 「LIQQOR-AAA」で，リコール　トリプルエイと読みます。

　Mnemonic（記憶術）そのものが重要というわけでは必ずしもありません。特に，こうした英語の語呂合わせで覚える方法は，英語圏の人には馴染みやすくても，日本人には適さない可能性もあります。

　ただ，一度こうした語呂合わせを覚えることは，病歴聴取の型のようなものが身につくきっかけになりえます。いずれにしても，患者が訴える症状について，それが具体的にどんな性質（character）のもので，どれくらいひどいのか（intensity），部位はどこか（location），その部位の周りにも症状が及んでいるのか（radiation），いつから始まり（onset）どれくらいの期間，どれくらいの頻度で続いているのか（duration/frequency）といった，ごく常識的な病歴聴取の基本事項を忘れずに聴取できるよう，日頃から努力してください。

　医師の仕事は原因を探り当て，最適な治療を決定することですので，この後さらに，いったい何が原因になったと考えられるか（events leading up to the symptom），何が増悪因になるか（provoking factors），どうすれば楽になるか（palliative factors），さらに，他に存在する症状との関連（symptoms associated with the event）を尋ねていくことになります。

　繰り返しますが，これらは格別に難しいことではありません。症状把握の練習を継続していれば，そのうちこの10要素を取りこぼさなくなるようになります。**練習2-1**により，「Chloride PPs」を自家薬籠中の物としましょう。

TRY! 練習 2-1　Chloride PPs を書き出してみよう！

次に掲げる患者 ID と主訴，現病歴を読んで，この患者の主訴から読み取れる Chloride PPs を書き出してみてください。

練習 2-1 の問題

■患者 ID と主訴

日系韓国人で元会計役員である 61 歳男性が，右上腹部痛を訴えて，救急外来に来院しました。

■現病歴

8 時間前の夕食のときまで，患者さんはなんともありませんでしたが，夕食中に，突然，突き刺すような痛みを感じたといいます。その痛みは，最初，右上腹部に限局していましたが，その後，同側の側腹と背部にも拡がってきました。痛みの程度は，10 段階評価で 10 でした。しかしその後，「最悪の痛み」と「我慢できる範囲内」との間を，行きつ戻りつしています。どのような姿勢を取っても痛みは軽減せず，動いたり，咳をしたり，深呼吸をしたりすると，痛みは増強します。冷や汗と吐き気も伴っています。

4 時間前より，悪寒を伴う発熱を生じました。また，来院前，一度，嘔吐しています。吐血，タール便，排便習慣の変調は認めておらず，胸痛，息切れ，動悸の訴えもありません。

2 年前，定期健康診断における腹部超音波検査で，偶然に，複数の胆石を見出されていますが，胆嚢壁の肥厚はありませんでした。これまで，腹痛や黄疸が生じたことは一度もありませんでした。8 年来の高血圧，高脂血症がありますが，定期的な診察は受けていません。外傷歴，手術歴，入院歴はありません。60 箱×年の喫煙歴と，10 年来，ビール 7 杯／週の飲酒歴があります。

練習 2-1 の解答例

症状の性質：	夕食中に生じた突き刺すような突然の痛み。
部位・場所：	最初は，右上腹部に限局していました。
発症起点：	8 時間前の夕食中。
症状の放散・伝播：	同側（右）の側腹と背部に放散。
強度・程度：	痛みが発生した当初は，10 段階評価で 10。その後，「最悪の痛み」と「我慢できる範囲内」との間で変動しています。
持続期間・頻度：	約 8 時間

1. Contents(内容)を理解しよう

誘因：	2年前，定期健康診断における超音波検査で，胆嚢壁の肥厚を伴わない胆石（複数）を偶然に指摘されています。しかし，これまで，腹痛，黄疸を生じたことはありませんでした。
増悪因子：	身体動作，咳，深呼吸により増悪。
軽快因子：	姿勢の工夫だけでは改善しない。
同時に生起してきたその他の症状：	• 8時間前から，冷汗と嘔気。 • 4時間前から，発熱と悪寒。 • 来院前に，嘔吐を1回。 • 吐血，タール便，排便の変調，胸痛，息切れ，動悸は認めません。

TRY! 練習 2-2　患者の症状を Chloride PPs に基づいて創作してみよう！

次に与えられた状況と仮想診断から，患者の症状を創作してみてください。能動性を要求されますので，ちょっと難しいかもしれません。

練習 2-2 の問題

40歳男性が腹痛を主訴に救急外来に来院しています。問診を終了したところで，私たちの作業診断（診断仮説）は，右腎結石症です。この患者の痛みに焦点を絞り，その詳細を Chloride PPs を用いて，各自，創作してください。

練習 2-2 の解答例

この患者の痛みを Chloride PPs を使用して記述します。

■痛みの性質

最初は，鋭い痛みで，痛みが出たり引っ込んだりしていましたが，徐々に，痛みの部位が広がり，ずっと痛むようになりました。

■部位・場所

右側腹部

■発症起点および持続時間・頻度

3時間前に，突然，痛み始めました。そして，それ以後，徐々に悪化してきています。

■症状の放散・伝播

最初は，右側腹部の痛みだけでしたが，すぐに，右の鼠径部にまで痛みが広がってきました。

■強度・程度
　これまで経験した痛みの中で，最も痛い。痛みの程度があまりにもひどいようで，患者は，ペイン・スケールによる痛み評価を拒否されました。

■誘因
　患者は，痛みが生じたとき，自宅で庭仕事をしていましたが，特に誘因には思い至りませんでした。

■増悪因子および軽快因子
　歩くと痛みは増悪し，痛みを改善する方法はありませんでした。

■同時に生起してきたその他の症状
　嘔気と嘔吐を伴っています。発熱，悪寒，排尿困難，血尿はありません。排便が1回ありましたが，下痢，血便，タール便は認めていません。今回の症状と類似の経験がこの1年間で3回ありましたが，ここまで痛みはひどくなく，いずれも自然に軽快しました。

●ペイン・スケール(Pain Scale)

　痛みの程度，激しさを表現する際，ペイン・スケール(pain scale)を使用することがあります。痛みという主観的な体験を本人に数値化してもらう方法ですが，数値そのものに絶対的な意味をもたせることはできませんので，あくまで，一人の患者さんについて，痛みの程度の経時的な推移を評価することにより，診療に役立てることが基本です。

　たとえば「痛みが10段階のうち5である」ということを，単発で言及するだけであるならば，このスケールは，用いないほうがよいのです。「最初5ぐらいの痛みであったが，2時間前から8か9になってきたので，我慢できずに来院した」とか「最初は7の痛みであったが，すぐに1から2程度の痛みになったので，その後3日間，何もせずに様子を見ていた」といった，経時的な変化が描かれない限り，痛みを表す数値に意味はありません。ペイン・スケールを用いるときは，その評価がどう推移してきているか，経過を説明するようにしましょう。

ポイント2：時間経過の把握

■「絶対年月日表示」は避ける

　日本では症例プレゼンテーションに際し，時間経過を「絶対年月日表示」(absolute chronological representation)を使って表現する慣わしがあります。つまり，「2007年7月29日……」といった年月日の表記です。次のプレゼンテーション例を一読してみてください。

絶対年月日表示によるプレゼンテーションの例

■現病歴
　患者さんは54歳女性，生来健康で著患なし。2004年1月27日，全身倦怠感を訴え近医Nクリニック受診。感冒薬を処方され帰宅。その後，食欲不振と嘔吐を生じ，2月5日よりNクリニックにて週3回，水・電解質・

> 糖質の経静脈補給を受けました。症状改善のないまま経過していたところ，2月13日，Nクリニックにて黄疸に気づかれ，血液検査施行。2月16日，検査委託先より緊急連絡（AST 3,600，ALT 2,200，T-Bil 3.2）がNクリニックに入り，同日，「急性肝炎」疑いで他院紹介，即入院となりました。下血を認めたため，中心静脈栄養管理を開始したが，2月27日より意識と呼吸状態の悪化を認めたため，3月2日，当センター紹介，転院となりました。

皆さんは活字でこれを読んでいるのであまり困難を感じないと思いますが，このプレゼンテーションを何も見ないで聞いていると，多くの人がいらだちを覚えるはずです。その理由は以下の2点です。

①時間経過が直接的に伝わらない。

日付が登場するごとに，参加者は各々の日数間隔把握のために引き算を強いられます。「1月は大の月で31日まで，2004年は閏年だから2月は…」と考えているうちに，経過の詳細は上の空となってしまいます。

②基点となる時間がどこなのかわからない。

最後の「3月2日，当センターへ転院」の一文を聞くまで，最も重要な時間基点である「当センター転院」が伏せられたままとなっています。現病歴のプレゼンが終わるまで，聴衆は全体像を把握できませんし，すべての日付を記憶していなければその把握もままならなくなるでしょう。

診療録その他の文書記載においては「絶対年月日表示」が基本であることは論を待ちません。しかし，症例プレゼンテーションにおいては，参加者の自然な思考を阻害し，議論を不活化するだけとなります。ケースカンファレンスも学会発表も「聞く」が基本であり，「読む」場ではありません。スライドや配布物といった視覚資料なしで相手に完全に理解してもらえるようであることが原則だということです。この原則を達成するために，「相対経過表示」を身につけましょう。

■「相対経過表示」の手順

以下の3つの手順に従えば，時間経過をわかりやすく構造化することができます。

【手順1】適切な時間基点（anchor point）を立てる。

受診（hospital visit），入院（admission），手術（surgery, operation），退院（discharge），転院（transfer），再入院（readmission）などの区分から，必要に応じて，1つまたは複数を時間基点として選択します。

【手順2】すべての時間表現を相対経過表示に変える。

すべての時間経過を，時間基点からの差分による相対経過表示（relative chronological representation）に換算します（**図 2-1**）。計算は億劫ですが，慣れれ

図2-1 「絶対年月日表示」と「相対経過表示」の対応関係

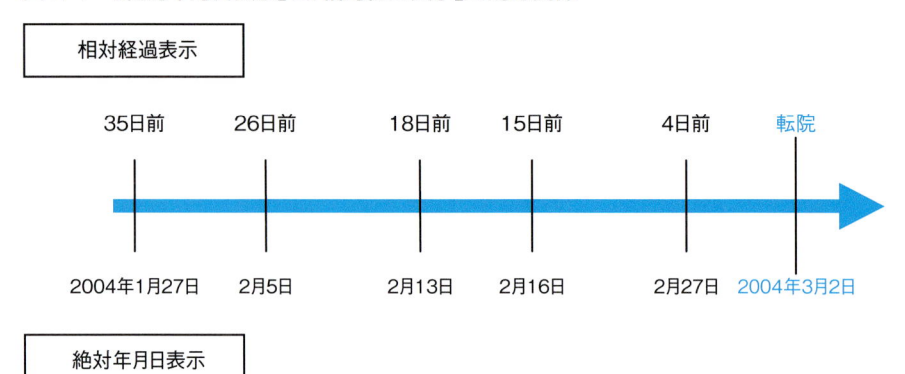

相対経過表示

| 35日前 | 26日前 | 18日前 | 15日前 | 4日前 | 転院 |

| 2004年1月27日 | 2月5日 | 2月13日 | 2月16日 | 2月27日 | 2004年3月2日 |

絶対年月日表示

ば問題ありません。

【手順3】 適切な時間表現を使う。

相対経過表示された各要素を，適切な時間表現(signposts & transitions)でつなぎ合わせます。

TRY! 練習2-3　絶対年月日表示を相対経過表示に書き換えてみよう！

練習2-3の問題

48頁の「絶対年月日表示によるプレゼンテーションの例」における絶対年月日表示を，相対経過表示(例：当センター転院○○日前，転院△△日前，□□日前，など)に書き換えてください。

練習2-3の解答例：相対経過表示によるプレゼンテーション例

■現病歴

患者さんは54歳女性，生来健康で著患なし。当センター転院35日前，全身倦怠感を訴え近医Nクリニック受診。感冒薬を処方され帰宅。その後，食欲不振と嘔吐を生じ，当センター転院26日前よりNクリニックにて週3回，水・電解質・糖質の経静脈補給を受けました。症状改善のないまま経過していたところ，転院18日前，Nクリニックにて黄疸に気づかれ，血液検査施行。転院15日前，検査委託先より緊急連絡(AST 3,600, ALT 2,200, T-Bil 3.2)がNクリニックに入り，同日，「急性肝炎」疑いで他院紹介，即入院となりました。下血を認めたため，中心静脈栄養管理を開始しましたが，転院4日前より意識と呼吸状態の悪化を認めたため，昨日3月2日，当センター紹介，転院となりました。

03 既往歴 — Past History

　症例プレゼンテーションにおける既往歴は，現在直面している患者の問題（current medical problem）に関連することに絞りましょう．診療記録に記載されている詳細な既往歴は，プレゼンテーションが終わった後，質問があればいつでも答えられるように，自分自身の頭の中に準備しておきます．

　既往歴に目立った事項がない場合には，「生来健康」や「特記すべきことはありません」のフレーズが重宝です．これらの表現により，現病に至るまで，過去に何も問題がなかったことを伝えることができます．

　内科と外科の性格の違いを踏まえて，既往歴を，内科既往歴（past medical history）と外科既往歴（past surgical history）に分けてプレゼンテーションするように要求する施設も存在します．

内科既往歴

　内科既往歴では，薬物療法歴とアレルギー歴が重要です．

■薬物療法歴

　短いプレゼンテーションにおいては，薬物名だけを述べ，その他は聞かれたら答えることができるようにしておきます．長いプレゼンテーションにおいては，薬物名，投与量（投与回数），投与経路の3点を基本セットとします．どちらの場合も，処方薬と市販薬は分けて述べましょう．

■アレルギー歴

　薬物アレルギーだけでなく，食物アレルギーと環境アレルギーに関する情報も忘れないようにしましょう．

外科既往歴

　最も簡潔な外科既往歴は，術式名と施行時期です．そして，より詳細が求められる場合には，その術式が適応となった理由または背景，病理所見，術後合併症の有無について述べましょう．

　現病歴に関係する外科既往歴，たとえば腹痛を訴える患者においての腹部手術の既往は重要です．術後の経過のなかで，瘢痕や癒着が腸閉塞や痛みを引き起こしているかもしれないからです．また，虫垂切除の既往をもつ患者では，実際に虫垂が切除されていれば，虫垂炎の可能性はないので，こういった場合にも外科既往歴が重要となってきます．

なお，いわゆる小外科的な処置(minor surgery)については省略してよい場合がほとんどです。たとえば，胸痛で来院している患者が30年前に，膝にガラス片が刺さり，摘除・皮膚縫合の処置を受けていたとしましょう。膝創傷と現在の胸痛の間に因果関連がないと判断するならば，膝創傷の処置について言及する必要はありません。

既往歴の例　　　　　　　　　　　　　　　（英訳は，第6章198頁）

（胸痛を主訴に外来を受診した57歳・女性　フィリピン系ハワイ人　銀行重役の既往歴）

　過去に大きな病気をしたことはなく，アレルギー歴もなし。閉経は3年前。経口避妊薬の使用歴なく，更年期ホルモン補充療法も受けていません。内服薬や栄養補助食品は使用していません。入院は4人の子供の分娩のときのみで，4回妊娠4回出産しています。輸血歴なし。喫煙歴なし，飲酒歴なし。違法薬剤については現在および過去の使用を否定。珈琲や紅茶も飲みません。

04 家族歴　　　　　　　　　　　　　　　　　　　　　　Family History

家族歴で注意すべき点

　家族歴においては，両親，兄弟姉妹についての情報が最も重要となります。実際のところ，患者が把握している家族，親族の健康状態は，祖父，祖母からおじ，おば，いとこへと遠縁になっていくに従い，記憶も把握も曖昧なものになっていきます。

　論じるべき疾患としては，まずは遺伝性疾患です。また，家庭内または周辺の環境を共有することによって生じてくる感染性疾患・被曝性疾患・中毒性疾患も同様に重要です。明確な遺伝機序が突き止められていなくても，疫学的に家族性が示唆されている疾患は，心血管系疾患，悪性腫瘍，内分泌疾患，自己免疫疾患，アレルギー性疾患，精神疾患など無数にあり，これらについても必要があれば言及します。

　ところで，遺伝，感染，曝露といった生物物理化学的な機序を介さなくても，家族歴が患者の現病に関与する場合があります。たとえば，家族の中の誰かがある病気に罹っていることが，その患者にとって社会的，経済的，精神的なストレスとなっている場合です。この側面は，家族歴において述べてもよいですが，本当に重要であれば現病歴のなかで取り上げます。また，家族歴ではなく生活歴の

なかで取り上げてもかまいません。

> **家族歴の例** （英訳は，第6章199頁）
>
> （左乳房のしこりに気づき，外来を受診した49歳・女性　インドネシア人の家族歴）
>
> 　母親は80歳で健在ですが，母方の祖母および2人のおばがいずれも乳癌で死亡しています。父親は高血圧歴ありで，72歳，心筋梗塞で死去。2人の姉は健在です。

05 生活歴　　　　　　　　　　　　　　　　　　　　　Social History

生活歴で注意すべき点

　生活歴（social history）は英語では"patient profile"とも呼ばれます。施設によっては，patient profile が患者ID（identification data）を指す場合もあります。
　症例プレゼンテーションは，病気について報告する場ではなく，患者（patient）について報告する場であることを，今一度，思い起こしておきましょう。私たちは，しばしば，病歴と身体所見を軽視し，検査結果に走ってしまいがちです。なかでも，病歴の最後尾に位置する生活歴は，いとも簡単に切り捨てられてしまいがちであり，項目としてまったく念頭に置いていない医師さえ存在します。しかし，病気だけを診るのではなく，その病気をもつ患者を診るのであれば，「生活歴」こそが患者の人間としての側面を伝えるために最も重要な項目と捉えられるはずです。
　実際問題，生活歴は，鑑別診断に重要な手がかりを与えてくれるばかりでなく，治療方針の決定においても役立ちます。私たちはしばしば，患者の治療を外来や病棟の中だけで完結するものであるかのように錯覚してしまいますが，患者は，家族の一員として家庭の中で生活し，また，社会の中で仕事をしながら暮らしています。生活歴を把握することにより，その背景の中で有効に機能する治療プロトコールを，はじめて正確に立案することができます。逆にいえば，生活歴に言及しない症例プレゼンテーションでは，正確で有効な治療は立案できないはずです。
　たとえば，高血圧の患者に「塩分制限」付きの病院食を指示することは簡単です。しかし，その患者が長距離トラックの運転手で，食事の大半を高速道路のドライブインでとるか，コンビニエンス・ストアで買っており，自宅で家族と食事をと

ることは月に数回しかないとすればどうでしょうか？

あるいは，Ⅱ型糖尿病の患者に対し，HbA_{1c}などの状態から，看護師にインスリン自己注射の指導を，栄養士に栄養指導を依頼したとします。しかし，その患者は，糖尿病性網膜症のため両眼とも失明（手動弁）であり，しかも自宅では認知症の母と二人きりの生活だとすればどうでしょうか？

生活歴の内容は，患者の多様性そのもので，すっきりと一元的なフォーマットに流し込むことはできません。このことを念頭に置いたうえで，常に検討を心がけるべき項目は，以下のとおりです。

生活歴で述べる項目

飲酒歴	喫煙歴	薬物乱用歴
生活環境	化学的物理的曝露歴	家族構成
家族関係	家庭内暴力の有無	性生活
職歴	職場環境	勤務時間と勤務サイクル
職場におけるストレスレベル	食の嗜好	サプリメントの使用の有無
鍼灸などの利用の有無	睡眠時間	趣味
余暇の過ごし方	気分転換の方法	旅行歴
動物飼育歴		

以下，病歴とのかかわりが深く，症例プレゼンテーションにおいてもしばしば議論の対象となる飲酒歴，薬物乱用歴について注意事項を述べます。

■飲酒歴（Alcohol）

お酒を飲んでいる時に，人は酔っていますので，患者から飲酒量を聴取しても，それが正確である保障はどこにもありません。しかしそれでも，「種類，量，頻度，期間」を確認し，報告することがプレゼンテーションにおける飲酒歴の基本です。

例．「飲酒歴は，ビール1缶500 mlを，週5本，3年間です。」

実際に消費されているアルコール量と患者の自己申告とが食い違う場合はしばしばです。特に，アルコール中毒を疑う症例，臓器障害がアルコールに起因すると疑われる症例では，患者本人から提供される情報は必ずしも正確ではありませんので，家族などの第三者からの傍証も得て，比較検討しておく必要があります。

本書では飲酒歴を生活歴に分類していますが，現病に直結している場合には現病歴のなかで述べます。また，既往歴のなかに分類されることもあります。

1. Contents（内容）を理解しよう

> ●お酒は飲んでません！
>
> 　飲酒歴を尋ねるとき，私たち日本人は何となく「お酒は飲まれますか？」と尋ねてしまいます。臨床医であれば，だれでも一度ならず経験していると思いますが，この「お酒」が曲者。「お酒はあまり好きではないので，飲みません」と答えたAさん。診療録に「飲酒歴：なし」と記載して，血液検査の結果をコンピュータの画面でチェックすると，AST，ALT（AST＞ALT），γ-GTPが軽度高値の「酒飲み」パターンでした。「Aさん，本当に，お酒，飲んでいませんか？」と尋ねると，「飲んでませんよ。私は日本酒じゃなくて，ウイスキーです」とやや ご立腹の様子……。
>
> 　同じことは，患者指導の場面でも。「Bさん，先月お話ししたとおり，お酒は止めておられましたか？」「はい，ぜんぜん飲んでいません！　ビールと焼酎だけで我慢していました」「……」。
>
> 　確かに，居酒屋で「大将，お酒一本！」と頼んで，生ビールや焼酎ロックが出てきたら，ちょっとむっとしてしまうでしょう。日常語で「お酒」といえば日本酒のこと。臨床医は，飲酒歴を聴取するとき，アルコール飲料すべてについて患者の思いが巡るよう，会話を膨らませていくように心がけないといけません。

■薬物乱用歴

　薬物乱用歴については，患者本人が正直に申告しているとは限らないことを，症例プレゼンテーションの際にも意識しておきましょう。すなわち，患者本人が「使用していない」といっていることと，実際に使用していないこととは別物であるということです。確証が得られるまでは，「（患者は）麻薬は使用していません」と述べるのではなく，「（患者は）麻薬は使用していないと述べています」と，それがあくまで本人の言であることを示すとよいでしょう。

　最近では，路地裏における取引だけでなく，インターネットを通じて，自宅にいながら違法薬物をメールオーダーで入手することが可能です。インターネット取引の特徴は，国内であるか海外であるか，違法であるか合法であるかなどについての認識がないまま，簡単に申し込み，決済，入手ができてしまう点です。飲んでいる本人にも違法性の認識がない場合が増えてきており，病歴聴取の最も確実な方法は，「薬であってもなくてもかまわないので，飲んでいるものがあったらすべて教えてください」と尋ねることです。そして，実物を持参してもらいます。症例プレゼンテーションの際にも，実体がわからない場合には，実物を供覧します。

生活歴の例　　　　　　　　　　　　　　　　　（英訳は，第6章200頁）

（腰痛を主訴に外来を受診した68歳・男性　ポルトガル系中国人の生活歴）

　7年前に妻を亡くし，1人暮らしです。重機運転手をしていましたが，現在は引退。運動は特にしておらず，食事はファストフードに依存しています。ビールを毎週6〜12本，20年間。50年以上にわたり1日1〜2箱の煙草を吸ってきましたが，7年前に止めました。

06 システム・レビュー　　　Review of Systems

システム・レビューとは何か

英語では review of systems といい，ROS と略されます。Systems review と表現されることもあります。

問診において，患者側の言い漏らしや，医師側の聞き逃しは，ある意味，避けることができません。しかし，それによって，病態理解の鍵を見落としてしまわないとも限りません。そこで，問診が一段落した段階で，患者の訴えや徴候に関する見落としがないかどうかを，系統的に「おさらい」していく作業を，システム・レビューといいます。

主観的であれ，客観的であれ，患者がもつ問題点をすべて見回し，病態理解を完成に導くことを目的としてなされるもので，誤診と誤治療を系統的に回避しようとする臨床医学の知恵の一つです。

症例プレゼンテーションにおけるシステム・レビュー

■伝統的な手法

歴史的に，システム・レビューは，病歴の最後，すなわち生活歴の後で述べられてきました。この際，診療録に記載された全項目を読み上げるのではなく，必要な項目のみを選び出します。

■新しい手法

今日の実際のプレゼンテーションでは，システム・レビューは，現病歴（history of present illness）の後，直ちに述べられることが多くなってきました。伝統的な手法に従い，既往歴，家族歴，生活歴の後にシステム・レビューを述べると，重要な陽性所見ならびに陰性所見がある場合，現病歴における訴えや徴候との比較・参照作業を，聞いている人が自分でもう一度，繰り返さなければならないからです。理解しやすいプレゼンテーションが模索されるなかで，病歴の最後ではなく，現病歴の直後にシステム・レビューを行ってしまうスタイルが今後は主流となっていくかもしれません。

■上級者向け

上級者は，現病に関連のあるシステム・レビューの諸項目を，通常，現病歴のなかで述べつくしてしまっています。また，症例プレゼンテーションの時間を節約するため，一般に，「システム・レビューでは，議論に無関係と判断される項

目はすべて省略してよい」という不文律が存在します。このため，上級者のシステム・レビューは必然的に「特記すべきことはありません」という定型句に落ち着くこととなります。

診療場面におけるシステム・レビュー

原義に遡れば，システム・レビューは，患者の診察の際に行われるものです。問診法について論じることは本書の射程を越えますが，簡単に基本事項を確認しておきましょう。

■基本

システム・レビューは，通常，問診の最後に行います。慣れてくれば，問診過程全体のなかで，必要に応じて分散的に聴取することが可能となり，特にシステム・レビューの時間を設けなくても，聞き終えることが可能になります。

毎回，すべての臓器システムをレビューする必要はありません。患者の主訴に応じて，関連すると思われるシステムを，自らの判断で選択します。しかし，診立てに自信がもてない段階では，繰り返し，時間をかけて全身をレビューしていきましょう。

■発展

問診の時にシステム・レビューを行わず，身体診察の際に，患者の全身を頭の先から足の先まで診察していくなかで，各々の身体部位に最も関連する訴えと徴候を同時進行的に尋ねていけば，忙しい臨床において時間を節約しつつ，診断ミスを極力減らすことにつながります。

たとえば，患者の頭を診察しながら，「頭痛はありませんか？ めまいやふらつきはありませんか？ 意識を失ったことはありませんか？ 薄くなったとか細くなったとか髪の毛の変化に気づいたことはありませんか？ 頭に怪我をしたことはありませんか？」と聞けば，頭部のシステム・レビューは完了してしまいますし，そのまま，患者の眼の診察に移行すれば，「視力の低下は感じませんか？ 物がぼやけて見えることはありませんか？ 物が二重に見えませんか？ 普段，眼鏡やコンタクトレンズを使用していますか？ 痛みはありませんか？ 充血していませんか？ 眼脂は出ませんか？」といった質問を重ねることも可能です。

実は，この方法は，単に時間の節約のみならず，会話もなく黙々と行ってしまいがちな「沈黙の身体診察」を，会話のある身体診察へと変身させる効果もあります。

ただし，解剖学的な部位に必ずしも「張り付いていない」訴えと徴候もあります。たとえば，全身や内分泌に関連する項目は，必ずしも，身体の特定の臓器に貼り付けて議論することができません。また，神経系(neurological)および行動心理

系(behavioral/psychiatric)の諸項目の重要性は，誰しも認識していながら，神経内科，脳神経外科，精神神経科，心療内科といった専門診療科以外の診療科においては，実際の問診や症例プレゼンテーションの場では，あまり言及されない傾向があります。

慣れない間は，解剖学的な順序に従ったシステム・レビューを行い，最後に，解剖学的な分類に収まり切らない「全身的な(systemic)範疇」と「神経／行動心理(neuro/psychiatric)の範疇」という観点を忘れないように心がけていけばよいでしょう。

診療録におけるシステム・レビュー

診療録記載の場面におけるシステム・レビューは，症例プレゼンテーションにおけるシステム・レビューの扱われ方とは異なります。診療録記載について論じることは本書の射程を越えますが，簡単に基本事項を確認しておきましょう。

■原則

診療録上のシステム・レビュー記載は，「完璧」でなければなりません。

施設によっては，通常は既往歴に属すると考えられる問診項目も，システム・レビューに含められていることがあります(**表2-4**，62頁参照)。どの医療機関においても，システム・レビュー専用の用紙が用意されており，それに，有無をチェックしていくだけで，システム・レビューが完了するシステムになっています。その用紙を入手し，項目をよく確認して，自分なりのレビュー法を確立しましょう。

システム・レビューの主要項目

システム・レビューで取り上げられる患者の訴えと徴候には，どのようなものがあるか，**表2-3**に整理してみました。完全でこそありませんが，日常臨床で遭遇する大部分の項目が収載されています。当然，この表に収載されていない訴えと徴候を，システム・レビューに含めてもかまいません。

表2-3 システム・レビュー(Review of systems)の主要項目一覧

全身(General)
- ☐ 健康状態　general health
- ☐ 活力・活気　energy level
- ☐ 食欲の変化　appetite change
- ☐ 体重の変化　weight change (loss or gain)
- ☐ 浮腫　edema
- ☐ 全身倦怠感　fatigue
- ☐ 発熱　fever
- ☐ 悪寒　chills
- ☐ 発汗・寝汗　sweats (excessive or night)

皮膚(Dermatological)
- ☐ 瘙痒　pruritus
- ☐ 痛み　sores
- ☐ 発疹　eruptions
- ☐ 発赤　flush
- ☐ 黄疸　jaundice
- ☐ 色素沈着　pigmentary changes
- ☐ 点状出血　petechiae
- ☐ 出血傾向　bleeding tendency
- ☐ 打撲(傷)　bruising
- ☐ 爪の変化　change in nails
- ☐ 母斑　birthmarks
- ☐ ほくろの変化　changing moles

頭部(Head)
- ☐ 頭痛　headaches
- ☐ めまい　dizziness
- ☐ 失神　syncope
- ☐ 頭髪の変化　change in hair
- ☐ 外傷　trauma

目(Eyes)
- ☐ 視力変化　change in vision
- ☐ かすみ目　blurring
- ☐ 複視　diplopia
- ☐ 視野欠損　visual field defect
- ☐ 斑点　spots
- ☐ 閃輝　flashes
- ☐ 眼鏡・コンタクトレンズの使用　use of eyeglasses or contact lenses
- ☐ 痛み　pain
- ☐ 刺激　irritation
- ☐ 充血　redness
- ☐ 眼脂　discharge
- ☐ 流涙(涙液過剰)　excess tearing

耳(Ears)
- ☐ 聴力変化　change in hearing
- ☐ 耳痛　otalgia
- ☐ 耳鳴　tinnitus
- ☐ 耳漏　discharge

鼻(Nose)
- ☐ 鼻漏　rhinorrhea
- ☐ 後鼻漏　postnasal drip
- ☐ 鼻閉　obstruction
- ☐ 鼻充血　congestion
- ☐ 鼻血　epistaxis

口腔咽頭(Mouth & Throat)
- ☐ 歯痛　toothaches
- ☐ 虫歯　cavities
- ☐ 入れ歯　dentures
- ☐ 歯肉炎　gingivitis
- ☐ 歯肉出血　bleeding gums
- ☐ 咀嚼障害　trouble chewing
- ☐ 口腔内潰瘍　oral ulcers
- ☐ 痛み　soreness
- ☐ 嗄声　hoarseness
- ☐ 声の変化　change in voice
- ☐ 嚥下障害/嚥下痛　dysphagia/odynophagia

頸部(Neck)
- ☐ 痛み　pain
- ☐ 硬直　stiffness
- ☐ 唾液腺腫脹　swollen glands
- ☐ リンパ節腫脹　swollen lymph nodes
- ☐ 甲状腺腫　goiter
- ☐ 腫瘤　mass

心血管系(Cardiovascular)
- ☐ 胸痛　chest pain
- ☐ 胸部絞扼感/圧迫感　chest tightness/oppression
- ☐ 動悸　palpitations
- ☐ 呼吸困難　dyspnea
- ☐ 起坐呼吸　orthopnea

☐ 発作性夜間呼吸困難	paroxysmal nocturnal dyspnea	☐ 運動耐性	exercise tolerance

呼吸器系(Respiratory)
☐ 咳	cough	☐ 呼吸困難	dyspnea
☐ 痰	sputum	☐ 運動耐性	exercise tolerance
☐ 血痰	hemoptysis	☐ 胸膜痛	pleurisy
☐ 喘鳴	wheezing		

胸部(Breast)
☐ 痛み／圧痛	pain/tenderness	☐ 分泌物	discharge
☐ しこり	lumps	☐ 乳汁漏出	galactorrhea

消化器系(Gastrointestinal)
☐ 腹痛	abdominal pain	☐ 鼓腸／腸内ガス	bloating/gas(flatus)
☐ 嘔気	nausea	☐ 排便習慣の変化	change in bowel habits
☐ 嘔吐	vomiting	☐ 便色の変化	change in stool color
☐ 吐血	hematemesis	☐ 出血(タール便／血便)	bleeding(melena/hematochezia)
☐ 嚥下障害／嚥下痛	dysphagia/odynophagia	☐ 下痢	diarrhea
☐ 胸焼け	heartburn	☐ 便秘	constipation
☐ 消化不良	indigestion	☐ 痔疾	hemorrhoid
☐ げっぷ	belching		

腎・泌尿器系(Renal & Urological)
☐ 尿色の変化	change in urine color	☐ 残尿感	residual sensation of urine
☐ 血尿	hematuria		
☐ 頻尿	frequency	☐ 多尿	polyuria
☐ 尿意切迫	urgency	☐ 乏尿／無尿	oliguria/anuria
☐ 失禁	incontinence	☐ 夜間尿	nocturia
☐ 尿流の変化	flow change	☐ 膿尿	pyuria
☐ 排尿困難	dysuria	☐ 排尿時の痛み／灼熱感	pain/burning on urination
☐ 排尿躊躇	hesitancy	☐ 疝痛	colic

内分泌関連(Endocrine)
☐ 高熱／寒冷不耐性	heat/cold intolerance	☐ 多食	polyphagia
		☐ 多尿	polyuria
☐ 多飲	polydipsia	☐ 発汗	diaphoresis

筋骨格系／四肢(Musculoskeletal/Extremities)
☐ 筋肉痛	myalgia	☐ 感覚障害	loss of sensation
☐ 関節痛	arthralgia	☐ 限局性浮腫	localized edema
☐ 関節(または局所)腫脹	joint(or localized)swelling	☐ 静脈瘤	varicosities
		☐ 静脈炎	phlebitis
☐ 関節硬直	joint stiffness	☐ (間欠性)跛行	(intermittent) claudication
☐ 朝のこわばり	morning stiffness		
☐ 腰痛	low back pain	☐ けいれん	cramps
☐ 変形	deformity	☐ ばち指	clubbed fingers
☐ 骨折	fracture	☐ チアノーゼ	cyanosis
☐ 可動域制限	limited range of motion	☐ レイノー現象	Raynaud's phenomenon

男性生殖器(Male reproductive)
☐ 精巣(睾丸)腫瘤	testicular mass	☐ 瘙痒	itching
☐ 精巣(睾丸)痛	testicular pain	☐ ヘルニア	hernia
☐ 陰茎分泌物	penile discharge	☐ 性機能障害／勃起不全	sexual/erectile dysfunction
☐ 痛み	penile sores		

女性生殖器(Female reproductive)

☐ 痛み	sores	☐ 妊娠，生産，中絶の回数	
☐ 瘙痒	itching		number of pregnancies, live births, and abortions
☐ 膣分泌物	vaginal discharge		
☐ 初経	menarche	☐ 子癇 / 子癇前症	eclampsia/preeclampsia
☐ 最終月経	last menstrual period		
☐ 月経周期	menstrual cycle regularity	☐ 避妊	birth control
		☐ 月経困難症	dysmenorrhea
☐ 不正出血	irregular bleeding	☐ 不正子宮出血	metrorrhagia
☐ 月経前症候群	premenstrual syndrome	☐ 閉経	menopause
		☐ 体ののぼせ，ほてり	hot flashes
		☐ 性機能障害	sexual dysfunction

神経系(Neurological)

☐ 記銘力の変化	change in memory	☐ 限局性の脱力	localized weakness
☐ 意識消失	loss of consciousness	☐ 麻痺	paralysis
☐ けいれん	seizures	☐ 不器用	clumsiness
☐ めまい感	dizziness	☐ 感覚異常(しびれ / うずき)	paresthesias(numbness/tingling)
☐ 回転性めまい	vertigo		
☐ 嗅覚の変化	change in sense of smell	☐ 振戦	tremors
		☐ 平衡感覚障害	loss of balance
☐ 味覚の変化	change in sense of taste	☐ 歩行困難	gait disturbance
		☐ 不随意運動	involuntary movement
☐ 言語障害	speech disturbance		

行動心理系(Behavioral/Psychiatric)

☐ 日常の活動性	activities of daily living	☐ 日中の眠気	sleepiness in daytime
☐ 抑うつ気分	depressed feeling	☐ 妄想	delusion
☐ 不安	anxiety	☐ 幻覚	hallucination
☐ パニック発作	panic attack	☐ 自殺念慮	suicidal thoughts
☐ 不眠	insomnia	☐ 殺人念慮	homicidal thoughts

　システム・レビューの主要項目(表2-3)をご覧いただいておわかりになったかと思いますが，これらの諸項目は，臨床医学の「症候論」における見出し項目であり，「身体診察法」における診察項目でもあります。ですから，表2-3は，症候論および身体診察法について総復習するときに役立てることもできます。

システム・レビューの補足項目

　システム・レビューとは，通常，患者の自覚できる訴えや徴候(signs & symptoms)を巡ってなされるものですが，施設によっては，疾患名や疾患概念をシステム・レビューのなかに含めて取り扱う場合があります。たとえば，白内障，緑内障，高血圧，喘息，結核，糖尿病などです。この手法は，ありふれていながらしばしば見落としてしまいがちな疾患をルーチンでチェックしておく知恵といえましょう。そのような項目の例を，表2-4 に掲げました。この表は，病歴聴取の際の備忘録として利用することができます。

　ただし，表2-4 に掲げた疾患群が「いつも，システム・レビューのなかで取り

扱われるべきである」というわけではありません。**表 2-4** の意義は，あくまでも現病歴，既往歴のプレゼンテーションにおいて抜け落ちたものを補足するところにあると考えてください。症例プレゼンテーションは，リアルタイムに聞いている人の前で間断なく一気に語っていく行為なので，重要であっても現病歴や既往歴のなかで述べるべき疾患をつい失念してしまうということがよくあります。そ

表 2-4　システム・レビュー（Review of systems）の補足項目一覧

目（Eyes）
- □ 白内障　　cataract
- □ 緑内障　　glaucoma

鼻（Nose）
- □ アレルギー性鼻炎　allergic rhinitis
- □ 副鼻腔炎　sinusitis

心血管系（Cardiovascular）
- □ 冠動脈疾患　coronary artery disease
- □ 高血圧　hypertension
- □ リウマチ熱　rheumatic fever

呼吸器系（Respiratory）
- □ 喘息　　asthma
- □ 気管支炎　bronchitis
- □ 肺炎　　pneumonia
- □ 結核　tuberculosis
- □ 肺塞栓　pulmonary embolism
- □ アスベスト曝露　asbestos exposure

消化器系（Gastrointestinal）
- □ 肝炎　　hepatitis
- □ 消化性潰瘍　peptic ulcer
- □ 胆石　gallstone

腎・泌尿器系（Renal & Urological）
- □ 腎結石　renal stone（nephrolithiasis）
- □ 尿路感染症　urinary tract infection
- □ 腎盂腎炎　pyelonephritis

内分泌関連（Endocrine）
- □ 糖尿病　diabetes mellitus
- □ 甲状腺機能亢進症　hyperthyroidism
- □ 甲状腺機能低下症　hypothyroidism
- □ 骨粗鬆症　osteoporosis
- □ 痛風　gout

筋骨格系／四肢（Musculoskeletal/Extremities）
- □ 関節炎　arthritis

男性生殖器（Male reproductive）
- □ 前立腺炎　prostatitis
- □ 前立腺肥大　prostatic hypertrophy
- □ 性行為感染症　sexually transmitted diseases

女性生殖器（Female reproductive）
- □ 子宮内膜症　endometriosis
- □ 妊娠性糖尿病　gestational diabetes
- □ 妊娠性高血圧　gestational hypertension
- □ 性行為感染症　sexually transmitted diseases

神経系（Neurological）
- □ 脳血管障害　cerebrovascular accidents

行動心理系（Behavioral/Psychiatric）
- □ うつ病　depression
- □ 自殺企図歴　suicide history

の場合，これらの疾患について，遅ればせながらシステム・レビューのなかで説明を加えてもよいということです．理想的には，これらの疾患が現在アクティブな問題であるのなら現病歴において，過去にアクティブであった問題であれば既往歴において取り扱われるに越したことはありません．

このように，システム・レビューの項目を病歴の最後（または，病歴のどこか）に置いておくと，いわばプレゼンテーションの「保険」として，言い漏らしについて言及する機会を得ることができるのです．

07 身体所見　　　　　　　　　　　　　　Physical Examination

身体所見の基本的な順序

英語で physical examination は，長くて言いづらいですので，"physical exam"とか"physical"と略されることがあります．症例プレゼンテーションにおいて，身体所見は，常に一定の順序に従って述べられます．下記の「身体所見の基本的な順序」を暗記してください．

> **身体所見の基本的な順序（basic sequence of physical examination）**
> まず，全身状態，身長と体重，バイタルサイン，皮膚所見を述べます．次に，頭の先から足の先まで（from top to toe），各臓器システムを述べていきます．最後に，筋骨格系の所見と神経学的所見で締めくくります．

身体所見を簡潔に述べるための工夫

症例プレゼンテーションにおいては，身体所見の提示が細かすぎると，時間が長くなり，聞き手が飽きてしまいがちです．そのための工夫は次の2点です．

■議論に関係する陽性所見と陰性所見に絞る

特に完全な提示（full review）を指定された場合以外は，診断と治療方針の決定に関連する陽性所見（pertinent positive）と陰性所見（pertinent negative）のみに絞ります．異常所見のみに気を奪われるのではなく，診断と治療に寄与すると考えられるのであれば，正常所見についても積極的に言及しなければなりません．

■議論に関係のない臓器システムは省略する

議論に関係しない臓器システムについては，「正常」（normal）または「特記すべき所見なし」（unremarkable）と簡潔に言い切るか，省略します．聞いている

人も，言及されなかったことについては，すべて正常または陰性という暗黙の解釈を持ち合わせて，プレゼンテーションを聞いています。

身体所見で注意すべき各項目

■全身状態とバイタルサイン

次に，項目立てに関する注意点ですが，日本の医学教育においては，各臓器システムに関する言及は比較的徹底されていますが，全身状態およびバイタルサインが疎かにされがちです。全身状態とバイタルサインに言及しない身体所見は落第です。

全身状態では，患者の容貌(physical appearance)および病感(to explain "how sick")を記述します。たとえば，「患者さんは痛みのため，診察台の上でじっとしていることができず，呻吟しています」「患者さんの呼吸は窮迫しており，顔面は蒼白です」「患者さんの頭髪は乱れており，見るからに衰弱しています」「患者さんはよくしゃべりますが，表情はとても不安げです」などです。調子が悪そうに見えない場合には，「患者さんは健康そうに見えます」「患者さんは調子がよさそうです」などのように，無理せず，正直な印象を伝えるようにします。

バイタルサインは，古典的には，体温，血圧，脈拍または心拍，呼吸数です。脈拍については，整(regular)であるか不整(irregular)であるかを付け加えます。呼吸数については，呼吸のパターンを付け加えます。現在では，経皮酸素飽和度(oxygen saturation = SpO_2，単位％)を簡便にモニターすることができますから，その値がある場合には，バイタルサインの最終項目に加えてもかまいません。

バイタルサインに言及することは当たり前と思われるかもしれませんが，意外に「呼吸数」について言及しない人が散見されます。体温，血圧，脈拍の測定とは異なり，呼吸数のカウントは時間がかかり観察が難しいというのが現実的な理由ですが，呼吸数および呼吸状態は，呼吸循環器系疾患のみならず，神経系疾患，内分泌代謝系疾患，体液の電解質異常，酸塩基平衡の解釈においても極めて重要な手がかりとなります。くれぐれも，「SpO_2は測定しているけれど，呼吸数は測定していない」という，バイタルサイン把握の「本末転倒」を招かないように注意しましょう。

■身長と体重

身長と体重も，プレゼンテーションの中に含めるべき最低限の情報のはずなのですが，「呼吸数」と同様，極めてしばしば，忘れられてしまいます。最低でも「身体所見」の冒頭部分で述べることを習慣としましょう。

なお，身長と体重を「身体所見」以外の部分で述べる方法については，第3章[04] Consultation Format(118頁)で詳述していますので，併せてお読みください。

■ 四診ではなく五診

　身体診察といった場合，視診，聴診，打診，触診の四診は，みなさん，すぐに思い浮かぶのですが，なかなか，嗅診が出てきません。嗅診を入れて，五診で誤診を避ける，と覚えましょう。ただし，症例プレゼンテーションにおいては，嗅診の結果についての言及は，所見がある場合のみでよく，何も所見がなければ，触れる必要はありません。

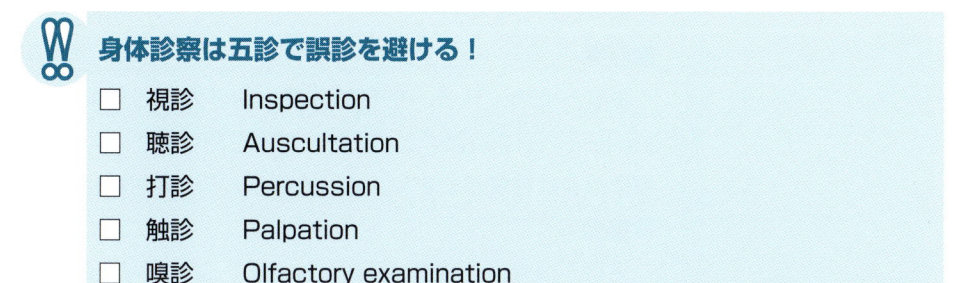

> **身体診察は五診で誤診を避ける！**
> ☐ 視診　　Inspection
> ☐ 聴診　　Auscultation
> ☐ 打診　　Percussion
> ☐ 触診　　Palpation
> ☐ 嗅診　　Olfactory examination

身体所見のプレゼンテーションの例

　以下に，身体所見のプレゼンテーションの一例を示します。全身状態からはじまって，神経学的所見でしめくくるかたちを覚えましょう。

（英訳は，第6章200頁）

呼吸困難のため ICU に入室となった 58 歳・男性の身体所見

　身体診察上，患者は年齢よりも老けて見え，呼吸補助筋を使用し起坐呼吸していることから中等度の呼吸窮迫の状態にあり，表情は不安げ，かつ発汗著明です。意識は清明で，見当識は人，場所，時間とも維持されています。身長 170 cm，体重 88 kg。

■ バイタルサイン

　体温，口腔内測定で 38.2 ℃。血圧，両腕とも 180 の 80，起立により 15 の低下。脈拍，橈骨側で 95，絶対不整あり。呼吸数 20，努力様。独特の口臭を伴っています。

■ 皮膚

　黄疸およびチアノーゼを認めませんが，体幹上半部にくも状血管腫が散在しており，左上腕に刺青を認めます。手掌紅斑を認め，爪床は貧血様です。

■ 頭頸部

　首の屈曲，伸展，回転は柔軟で問題ありません。鼓膜と外耳道は両側とも正常所見。眼球運動は障害されていません。眼底検査では，乳頭浮腫，網膜動脈の中等度の狭窄，動静脈交叉現象を認めますが，出血，白斑はありません。両側とも，瞳孔径は 3 mm で，直接対光反射，間接対光反射とも維持さ

れています。眼球結膜に黄染を認めず，眼瞼結膜は貧血様。口腔咽頭は清潔で，歯の衛生状態も良好。頸部に雑音，振戦，腺腫は認めません。頸静脈の怒張は胸骨角上 7 cm まで辿ることができます。気管は正中に位置しており，可動性は維持されています。

■胸部

両側肺底部の水泡音とびまん性に広がった軽い喘鳴を聴取します。胸壁に圧痛は認めません。

■心臓

Ⅰ音，正常。Ⅱ音，生理的分裂。胸骨左縁上部に最強点を持つ Levine grade Ⅱ の収縮期雑音と心尖部にⅣ音を聴取します。Ⅲ音，拡張期雑音，心膜摩擦音は聴取しません。最大拍動点は下方外側に移動しています。

■腹部

平坦かつ軟で，腫瘤は触知しません。腸音やや減弱。肝は，鎖骨中線上，右肋骨下縁から 3 cm ほど触れますが，平滑，軟で，圧痛および拍動は認めません。脾腫なく，腹水の徴候はありません。血管雑音なく，大動脈の拡大を認めません。

■背部

肋骨脊柱角の叩打痛および背柱の彎曲を認めません。

■泌尿生殖器

外性器正常です。

■直腸診

肛門括約筋の機能不全は認めません。前立腺は均質ですが，やや腫大しています。便潜血は陰性で，腫瘤を触知しません。

■四肢

脈拍を触知し，左右対称で，雑音を聴取しません。両下肢に中等度の圧痕性浮腫が存在し，膝下まで広がっています。静脈索，下腿や大腿における圧痛，ばち指は認めません。

■神経学的所見

第Ⅱ脳神経から第Ⅻ脳神経まで正常。末梢の感覚は，両手と両足において触覚と振動覚が減弱しています。四肢の運動は，可動域に制限なく，筋力低下も認めず，左右対称です。羽ばたき振戦は認めません。深部腱反射は全般に減弱していますが，左右差なく，バビンスキー反射は陰性です。

08 検査結果　　Initial Workup

検査結果(initial workup)は，検体検査と画像検査に大別されます。検査結果をプレゼンテーションするときの大原則は以下のとおり。

> **検査結果の大原則**
> ☐ 鑑別診断や治療方針の決定に必要な項目を，系統的に述べます。
> ☐ 異常項目のみを羅列するのではなく，正常項目についても，必要に応じて言及します。

基本四検，すなわち，血液，尿，X線，心電図を，常に最前線に据えて，それらの結果を上手に説明することができるように練習しましょう。血管造影，内視鏡，核医学検査といった高次検査の結果の詳細ももちろん重要です。しかし，それらの検査を選択するに至った最初の検査結果(initial workup)をよどみなくスムーズに説明できることが最初の目標です。

検査結果のプレゼンテーションの例

以下に，検査結果のプレゼンテーション例を示します。

(英訳は，第6章202頁)

呼吸困難と下腿浮腫のために救急外来を受診した62歳・男性の検査所見

末梢血血算：白血球 7,800 で，分画異常なし。ヘモグロビン 13.5，ヘマトクリット 43，血小板 22.8 万。血液凝固：aPTT が 30 秒で正常範囲内。PT-INR 1.0[※1]。血液生化学：ナトリウム 136，カリウム 5.5，クロル 105，重炭酸 24，尿素窒素 25，クレアチニン 1.8，グルコース 123，総蛋白 6.9，アルブミン 3.5。総ビリルビン，AST，ALT，ALP，LDH は正常範囲内です。総コレステロール 292。

検尿にて，蛋白 2＋，強拡大視野[※2]に 3 ないし 5 個の非変形赤血球を認めます。また，硝子円柱を散見します。酸素非投与下で実施した動脈血ガス分析では，pH 7.35，CO_2 分圧 24，O_2 分圧 68 です。

胸部単純 X 線検査では，心拡大のほか，肺血管影の軽度増強を認めます。心電図上，心拍 108 の洞性頻拍のほか，T 波の陰転と低電位を広汎に認めます。

※1 aPTT，PT，出血時間，凝固時間などは凝固検査(coagulation studies)として一括されます。INR は international normalized ratio の略です。
※2 「強拡大」とは，400 倍の拡大を指します。

検査項目の順序

　上に示したプレゼンテーション例において，各検査項目がどのような順序で提示されたか，今一度，確認してみましょう．解答を次の「初期検査(initial workup)の結果を述べる時の順序」に示しました．これが最も典型的な順序ですが，絶対的なものではありませんので，症例プレゼンテーションの目的に応じて，順序を変更してかまいません．

> **初期検査(initial workup)の結果を述べる時の順序**
> ❶完全血球算定(血算)　　Complete Blood Count(CBC)
> ❷血液凝固　　　　　　　Coagulation studies
> ❸血液生化学　　　　　　Serum chemistries
> ❹検尿　　　　　　　　　Urinalysis(U/A)（※）
> ❺動脈血ガス分析(血ガス) Arterial Blood Gas(ABG)
> ❻X線(レントゲン)　　　X-ray
> ❼心電図　　　　　　　　Electrocardiogram(ECG or EKG)

※　血液生化学 serum chemistries に続いて英語で「U/A」と述べると，uric acid（尿酸）を連想させますので，口頭では urinalysis（検尿）というほうがよいでしょう．

検査結果のプレゼンテーションに関する6つの基本原則

（1）検査結果は「項目・数値」で！

　血液や尿などの検体検査の結果は，一つひとつ完全文で述べていくと非常に長くなってしまいますので，「ナトリウム 136，カリウム 5.5，クロル 105……」のように，（項目，数値）の繰り返し構造で，テンポよく次々に羅列していきます．

（2）単位はできるだけ省略

　頻繁に議論される検査項目の単位は，自明なものとして，省略します．たとえば，「ヘモグロビン 13.5 g/dl, ヘマトクリット 43 %, 血小板 228,000/μl」の場合，単位の読み上げはすべて落として，「ヘモグロビン 13.5，ヘマトクリット 43，血小板 22.8万」とプレゼンテーションされます．

（3）正常・異常は基本的に省略

　各々の検査項目を述べた後にその正常値ないし正常範囲を述べる必要はありません．ただし，数値を述べた後で，その値が，正常なのか異常なのか，そして，異常であれば，上昇しているのか，低下しているのかについては，一言，短く補

足していくと，参加者の理解を助け，親切です。たとえば，「血液凝固：aPTT 30 秒，……」と言われても，これが正常であるか異常であるか必ずしも自明ではありませんが，「血液凝固：aPTT は 30 秒で正常範囲内，……」とプレゼンテーションすれば，正常であると腑に落ちます。

(4) 画像情報は要点だけを述べて現物を見せる

言語的な描写には限界があるので，プレゼンテーションの場においては，各画像情報の要点のみを簡潔に述べ，実物を供覧するのが有効です。

(5) 胸部 X 線では肺・心以外にも注目を！

胸部 X 線では，肺野と心陰影ばかりに気を取られてしまいがちですが，縦隔，大動脈，肺門部血管，リンパ節，横隔膜，脊椎，肋骨といった非常に重要な解剖学的構造が存在していることを常に忘れないようにしましょう。

(6) 心電図では調律，心拍数，波形分析から得られる臨床診断を三本柱に！

心電図では，最初に調律と心拍数を述べた後，P，PQ，QRS，ST，T の波形分析を続け，最後に，全誘導のパターンから導かれる所見を付け加えれば完璧です。ただし，この原則はしばしば省略され，心臓電気生理が患者の診療に重要な場合，および，心電図教育を念頭においた症例検討の場以外では，調律，心拍数，および波形分析から得られる臨床診断の 3 点だけを示すことが一般的です。そしてその場で，心電図を供覧してしまいます。

09 要約 — Summary

症例プレゼンテーションにおける要約(summary)とは，「患者情報の要約」のことであり，最後にくる結論(conclusion)とは区別します。

要約の注意事項

■患者情報の簡潔なまとめ

要約(summary)は，患者 ID と主訴(ID & CC)から検査結果(workup)までの患者情報の簡潔なまとめです。全体像を素早く整理し，その後の議論への橋渡しとします。

■できるかぎり短かく

要約は，可能な限り，短くまとめましょう。長くなればなるほど，それまで述べてきた情報の単なる繰り返しに陥ってしまい，本来の目的である「患者情報の

■制約があれば省略も可

　患者情報が短い場合，または，プレゼンテーションの持ち時間が短い場合には，この要約（summary）の項目を省略し，直ちに診療方針に関する議論に移行してもかまいません．実際，救命救急室におけるプレゼンテーションの場合，あるいは，専門科／専門家へのコンサルテーションの場合，実務の効率を優先するために，繰り返しは可能な限り回避しますので，要約も省略したほうがよいプレゼンテーションとなります．

10 プロブレム・リスト　　　　　　　　　　　　Problem List

プロブレム・リストとは

　患者IDと主訴から検査結果まで患者情報を述べたところで，それを要約することにより，一区切りをつけます．プロブレム・リストとは，それらの情報から論理必然的に導き出される問題点を，小出しにせず，ひとまとめに掲示してしまう項目です．

　プロブレム・リストを立てないまま，評価やプランについて思いつくままに述べ始めてしまうと，プレゼンテーションが締まりのないものになってしまいます．逆に，プロブレム・リストをおくことによって，論点が明確になります．

「プロブレム・リスト」という用語について

　「プロブレム・リスト」という表現は，problem-oriented system（POS）においても用いられています．患者の診療上の問題点を列挙し，各問題点につき，SOAP format，すなわち，subjective findings, objective findings, assessment, and planで記述をしていく方式です．ここで注意していただきたいのは，症例プレゼンテーションにおけるプロブレム・リストは「POSのプロブレム・リストと同一であってもよいが同一でなくてもかまわない」ということです．

　初診の場合や，入院して経過が浅い症例の場合は，具体的な問題点を挙げていかなければならないことが多いでしょう．しかし，再診の場合や，すでに診療が進行している症例の場合，プロブレム・リストの項目立ては，「患者の問題点」ではなく，「診断一覧」であってもよいですし，「現在行われている治療メニュー」であってもかまいません．

プロブレム・リストに関する注意事項

■プロブレムに関する情報は必ずプレゼンテーション中に盛り込む

　患者IDおよび主訴から検査結果までの一連の患者情報のプレゼンテーションのなかで論じられていないことが，唐突にプロブレム・リストに登場してしまわないように気をつけてください．情報がない以上，聞いている人はその問題点について意見を述べようがないからです．

　「そんな当たり前のことをいわないでほしい」と思われている読者も多いと思いますが，患者の問題点が多岐にわたる場合，重要な問題であるにもかかわらず，病歴，身体所見，検査所見のなかで，その鍵となる情報をうっかり言い忘れてしまうということがよくあります．

■プロブレムは3項目以内

　症例プレゼンテーションの場で取り上げるプロブレムは，3項目以内を原則としましょう．実際には患者のプロブレムが4項目以上の多岐にわたっていたとしても，この原則を遵守することが，上手なプレゼンテーションのためのコツです．

　集団による討論の特性として，プロブレムが4項目以上となると，それらすべてにわたる詳細な検討は，途中で頓挫してしまうか，飽きて集中力を欠いてしまいます．

　このため，議論の焦点にならないと思われるプロブレム，あるいは，わざわざ症例検討の場に提示するまでもない簡単なプロブレムを事前に見抜き，大胆に省略しましょう．主要なプロブレム以外は，討論の際，参加者から指摘があれば，補足的に言及するという形をとることにより，議論のテンポがよどまないようになります．

　「プロブレム・リストをいかに簡潔にするか」，そして，そのために患者情報をいかに強力に編集するかが，上級プレゼンターへの道となります．

■まずプロブレム・リストを呈示する

　「＜前略＞〜以上から，本症例の問題点は2つです．第1に低カリウム血症，第2に体重減少．まず，低カリウム血症からですが〜＜後略＞」

　こうした表現型，つまり「問題点は○つあります．第1にA，第2にB，第3にCです」といった言い方は，ひょっとすると日本人の平均的な思考パターンではないかもしれません．そう感じられた方は，文型として覚え，親しむようにしましょう．このように問題の一覧を提示した後，「まず，Aからですが……」というように，各問題点についての評価とプラン(assessment & plan)に立ち入ってゆくのです．

■多数の問題点を絞り込んでいく方法

「＜前略＞～以上，本症例の問題点は低カリウム血症，体重減少，高血圧，脳梗塞後遺症による左片麻痺，1か月前の配偶者の死別と多岐にまたがっていますが，急ぎ評価と治療を要するのは最初の2項目，すなわち，低カリウム血症と体重減少ですので，この2つについて評価とプランを述べます」

先に問題を3つ以内に絞り込むべきと述べましたが，プロブレム・リストに至るまでのプレゼンテーションにおいて，仮に5つの問題点が見えていた場合，そこで何の注釈もなく2つの問題点しか取り上げなければ，残り3つの問題点が見過ごされていることについて指摘がなされるでしょう。こうした場合，冒頭に示したように「5つの問題点は確かに全部見えているが，今回はそのなかで最も重要な2つに焦点を絞ります」と宣言してしまうことが有効です。

これによって，論点をプレゼンターが強力に誘導することが可能です。枝葉を落とし，本当に重要な問題点のみに焦点を合わせることも，上手なプレゼンテーションに要求されるスキルのひとつです。

11 評価とプラン　　Assessment & Plan

症例プレゼンテーションにおける「評価とプラン」項目の目的は，「プロブレム・リスト」において挙げた問題点ごとに，評価とプランを述べていくことです。

診断，治療，患者教育のバランス

「評価とプラン」の項目においては，診断，治療，患者教育の3点を考慮します。英語では，diagnostic plan（Dx.），therapeutic plan（Rx. = ラテン語 recipe の省略形），educational plan（Ex.）のように表現します。「評価とプランでは常にこの3領域に言及しなければならない」ということはありませんが，特に初心者は，診断のみに気を奪われてしまい，治療や患者教育についての議論がすっかり抜け落ちてしまう傾向にあること，中級者であっても，なかなか，患者教育にまで言及する医師が少ないことに対する戒めです。

診断，治療，患者教育の3つの軸を常に心に留め，これら3要素を，患者の病態と重症度，そして，置かれている状況と文脈をよく考えながら，バランスよく述べていきます。診療開始後まもない時期は，診断が優位ですが，経過につれて，治療の比重が高まっていくはずです。また，急性期，重症の場合，患者教育はいったん棚上げされて然るべきですが，ケアが亜急性期→慢性期と移行するにつれて，また，中等症，軽症と寛解していくにつれて，患者教育が話題とされなければなりません。

なお，診断計画や治療計画のなかに含められることが多いのですが，ICUな

どに収容されている患者については，特に，患者モニターに関する計画（Mx：monitoring plan）の項目を立てる場合もあります。その中で，バイタルサイン，心電図のリズム波形（ハート・モニター），経皮酸素飽和度（SpO_2），意識状態，瞳孔径，深部腱反射，呼吸音，尿量，排便回数などについて，どれだけの項目をどれだけの間隔でモニターしていくべきかが論じられることとなります。

作業診断と確定診断

「評価とプラン」の項目において診断について議論していく場合，さまざまなレベルでの診断が取り扱われることになります。

患者の実際の診療と並行して行われる症例プレゼンテーションにおいては，初診時や入院直後は，診断が確定していないことがしばしばです。それにもかかわらず，私たちは，ある種の診断仮説に基づいて，判断を下していかなければなりません。この段階でなされる診断のことを，作業診断（working diagnosis），または，暫定診断および仮診断（tentative diagnosis）といいます。作業診断や暫定診断は，あとで修正してかまいませんし，実際に間違いであったと判明することもしばしばです。これに対して，臨床経過を追うなかで，あるいは高次検査および精密検査の結果，たどり着いた正しい診断を確定診断（definitive diagnosis）といいます。

その一方で，臨床経過だけから下される診断を，特に臨床診断（clinical diagnosis）と呼ぶことがありますが，これは，解剖学的および病理組織学的視点から下される病理組織診断（pathological diagnosis）の存在を前提にした分類です。臨床診断と病理組織診断はペアであり，相補的な概念というわけです。両者は一致することもあれば，一致しないこともありますが，私たち医療者は患者の治療中，両者について吟味し続ける必要があります。

同様に，外科医が臨床経過，画像検査，手術前の生検（biopsy）などの結果から下す診断を，術前診断（preoperative diagnosis）と呼ぶことがありますが，これも，実際に術創を目視し，さらに組織病理学的な検討も加えて下される術後診断（postoperative diagnosis）の存在を前提にしています。術前診断と術後診断は一致することもあれば，一致しないこともあります。一致すれば，術前診断が正しかったということになりますが，一致しないからといって術前診断が間違いというわけではなく，術前診断につきまとう当然の限界であることも多いでしょう。

症例プレゼンテーションを行う際，プレゼンターである自分自身がどのような「診断」について言及し議論しようとしているのか，参加者に対して常に明確に示すことができるように，これらの用語をしっかり使い分けてください。

鑑別診断をどのように議論するか

　症例プレゼンテーションにおける鑑別診断(differential diagnosis)は，「最も可能性の高い診断から，より可能性の低い診断へ」の順番に論じていくことが大原則です。しかしながら，症例プレゼンテーションにおいて鑑別診断を述べていく方法は，その方法も含めて大きく4つあります。

> **鑑別診断を述べる時の4つの方法**
> ❶最初に最も可能性の高い診断とその根拠を述べ，その後，可能性の低い診断をいくつか述べて，それらの可能性を否定していく。
> ❷最も可能性の高い診断とその根拠についてのみ言及し，それ以外については，その後の討論の場において尋ねられた場合にのみ討議する。
> ❸鑑別診断については言及せず，その後の討論の場で，鑑別診断について論じる。
> ❹最初に可能性の低い診断をいくつか述べて，それらの可能性を順番に否定していき，最後に最も可能性の高い診断を述べる。

　繰り返しますが，現在進行中の症例について最も現実的な方法は①です。しかしながら，一症例当たりに割くことができる時間が限られている場合には，①と基本的なコンセプトは同じですが，可能性の低い診断を省略した②が現実的な方法となります。また，プレゼンター個人の鑑別診断能力に期待するのではなく，参加者全員で鑑別診断について討議することがその場の目的である場合には，③が適切でしょう。

　④は，現在進行中の症例に対して用いるのではなく，臨床病理検討会(clinicopathological conference)や死亡症例・合併症症例検討会(mortality & morbidity conference)などのように，事後的に(retrospective)詳細な鑑別診断を行いたい場合に好まれる方法です。プレゼンターが④の論法で鑑別診断を行う場合もあれば，参加者の中の特定の人をコメンテーターとして指定し，④を行ってもらう場合，あるいは全員で④の論法での鑑別診断を行っていく場合もあります。

12 結論　　　　　　　　　　　　　　　　　　　　　Conclusion

　結論(conclusion)は，症例プレゼンテーションの最後の項目です．結論に必ず含めたい項目は，次の3つとなります

> **結論(conclusion)の必須3項目**
> ❶患者IDと主訴
> ❷病歴，身体所見，検査所見のなかからその症例を最もよく特徴づける所見を極めて簡潔に
> ❸症例に対するプレゼンターの見解

　①の患者IDと主訴については，特に，難しいことはないでしょう．性別，年齢，主訴と来院状況(または現在の診療区分)が，最小限の情報セットとなります．たとえば，「56歳，男性，めまいを主訴に来院し，3日前，救急外来からICUに入室となった患者さんです」のようにまとめます．

　②についてですが，結論(conclucion)における病歴，身体所見，検査所見は，先の患者情報の要約(summary)以上に簡潔で短いことが理想的です．そして，参加者に「また，同じことを繰り返している．時間の無駄だな」と思われてしまわないように気をつけます．

　最後に，③の「症例に対するプレゼンターの見解」についてですが，慣れない間は，次に示す3項目のいずれかについて述べることを心がけてみてはいかがでしょうか．必要であれば，これらのなかから2項目，あるいは，全項目について述べてもかまいません．

■診療区分の選択，または診療の見通しについて

　現在の診療状況に鑑みて，今後，どのような形態で診療が継続されるかについての見通しを述べます．

　外来においてであれば，今回で終診とし再診不要なのか，再診予約を取得するのか，入院として診療を継続するのか，他診療機関に紹介するのか，これらの区別を明確にします．

　入院においてであれば，救命可能性，治癒可能性，入院期間についての見通し，転科転床の見通し，退院後の進路(自宅，転院，医療機関以外の施設への紹介など)について，予測を述べます．

■診療において最も大切な次の一手

　診断についても，治療についても，患者教育についても，重要なことばかりで，「評価とプラン」で述べたことを，もう一度，すべて繰り返したい誘惑に駆られてしまうことは重々承知のうえですが，あえて「最も重要な次の一手は何であるか」を参加者全員に向けて宣言しましょう．

- 「確定診断に必須ですので，このカンファレンスが終了した後，〜の検査を施行します」
- 「これはあくまで暫定診断ですが，早期治療開始が救命および後遺症回避のために重要ですから，直ちに〜の治療を開始したいと考えます」
- 「さまざまな治療が必要であることは言うまでもありませんが，救命のために最も大切な治療は〜なので，家族に説明を行い承諾を得るように努めます」
- 「これからの1週間で患者さんの呼吸機能がどこまで回復するかをしっかりモニターすることが，長期予後を判定する上でも重要であると考えます」

といったように，「何のために，いつ，何をするか」を明確にした，短くて，切れ味のよい，鮮やかな表現を心がけます．

■これまでの診療経験に比較して，この症例の独特な点

　上述した2点は，現在進行中の症例についてのプレゼンテーションの場合には妥当ですが，臨床病理検討会や死亡症例・合併症例検討会の場合，すでに診療が終結していますので，取り上げようがありません．

　こうした場合には，これまでの診療経験に比較して，この症例の独特な点について論じるのが普通です．それは，1つのチーム，ユニットや診療科におけるこれまでの経験に照らし合わせてというレベルから出発してもかまいませんが，フォーマルな検討会においては，文献検索を行い，過去の症例報告，診断や治療に関する最新のエビデンス，関連する疫学調査報告をまとめ，論考することが要求されます．

2. Delivery（伝え方）を身につけよう

第1節では症例プレゼンテーションの内容（contents）について学びました。続いて第2節では症例プレゼンテーションの話し方，伝え方（delivery）について学びましょう。

Delivery の重要性

伝え方の技術（delivery）は，発表の内容（contents）と等しい重要性をもっていますが，それらは往々にして「技術的なこと」あるいは「枝葉末節」として軽視されてしまいがちです。しかし，「伝え方が下手であれば，どんなに素晴らしい内容も無に等しい」ことを理解しなければ，上級プレゼンターへの道は開けません。

Delivery の着眼点

次の「Delivery Index」をご覧ください。delivery に関して着眼すべき8つの項目を示しました。以下，この8項目にしたがって，delivery を学んでいきましょう。

> **Delivery Index：伝え方で重要な8項目**
> ❶心構え　　　　　Mindset
> ❷速度　　　　　　Pace
> ❸発音　　　　　　Pronunciation
> ❹声調・声量　　　Pitch & Volume
> ❺間合い・休止　　Pause & Break
> ❻視線・表情　　　Eyes & Face
> ❼姿勢・身ぶり　　Posture & Gesture
> ❽語彙力　　　　　Word Choice

最も大切なものとして「心構え」を最初に置き，続いて delivery の最大の焦点である「話し方」に入ります。「話し方」を速度（pace），発音（pronunciation），声調・声量（pitch & volume），間合い（pause）の4項目に分割することによって，取り

組むべき課題が明確となります。

発表において私たちは音声的存在であるばかりでなく，身体的存在でもあります。日本人は特に「動き」に乏しいので，eye contact & facial expression（視線・表情）と posture & gesture（姿勢・身ぶり）を活かす努力が大切です。

症例プレゼンテーションの上級者になるためには，語彙力の構築も必要です。特に英語でプレゼンテーションを行う場合，単にいろいろな言葉や表現を知っているというだけでなく，国際社会における規範（international norm）を理解し，日本国内で無自覚に使用されている和製業界用語（Japanese Medical Jargon）を自覚し，それらの使用をやめていく作業も含みます。すなわち，広範な語彙力の上に，適切な言葉を選択（word choice）する力も必要とされるのです。

国際社会における規範や和製業界用語といった話をしたところで，delivery について，日本語と英語とでは，求められる方法論が異なるのではないかと不安を持たれた方もおられるかもしれません。もちろん，細部には相違がありますが，根幹にある戦略に大きな違いはありません。

まずは「Delivery Index：伝え方で重要な8項目」を暗記してください。

Delivery の最重要ポイント

本節をすべて読んでいる時間はないという読者のために，ここで delivery の最重要ポイントを解説してしまいましょう。

最低限，次の3点に気をつけてください。

> **Delivery の最重要ポイント①**
> ☐ 大きな声で話す
> ☐ 参加者の目を見て話す
> ☐ 姿勢を正して話す

「自分らしさ」を失うことなく，この3点が達成できれば，プレゼンテーションにおける全体的な印象は，大幅に改善します。

続いて，これは contents と delivery の双方にまたがる注意事項ですが，次のことも肝に銘じてください。

> **Delivery の最重要ポイント②**
> ☐ 結論を述べる

「当たり前じゃないか」と思うかもしれませんが，日本人の症例プレゼンテーシ

ョンは，終盤が消え入るようで，いつ終わったのかわからない傾向にあります。自分の話には，自分で「落ち」をつけましょう。結論を提示しないまま，相手が結論を出してくれることを期待する姿勢は，国際社会では，通用しません。Contents についての解説でも強調しましたが，常に，結論(conclusion)と要約(summary)を準備してから，話を始めましょう。そして，その部分は，ひときわ気持ちを込めて，大きな声で明瞭に語らなければなりません。

最後に，英語で症例プレゼンテーションを行う場合には，以上のポイントに加え，英語および英語的な思考に関する日本人特有のハンディを克服するための最重要ポイントがあります。

Delivery の最重要ポイント③ （英語プレゼンテーションの場合）
- ☐ 「Ah」や「Eh」を連発しない
- ☐ 「I'm sorry」を繰り返さない

日本語の「えーと，えーと」に相当する「ah」や「eh」は，一度や二度であれば，あまり気にもならず，問題ありませんが，一文ごとに繰り返されたりすると，とても耳障りです。自分では意識していない場合がありますので，他者に評価してもらうことが大切です。

また，私たち日本人は，他者に対して，相槌のように「すみません」を繰り返す習慣があります。この「すみません」を訳したつもりで「I'm sorry」を繰り返すと，ネイティヴにはとても奇異に響きます。途中で思考が途絶しても，言葉がつかえても，「あやまる」必要はありません。症例プレゼンテーションの途中で「I'm sorry.」は絶対に使用しないこと。ただ，沈黙を保ち，次に進めばよいのです。

今述べたことは，英語によるプレゼンテーションの注意点ですが，日本語によるプレゼンテーションの場合にも同じことが当てはまりますので，日米を問わない普遍性があることがご理解いただけるかと思います。

続いて，delivery を構成する 8 項目について順次紹介します。

01 心構え　　　　　　　　　　　　　　　　　　　　　　Mindset

> **伝え方（delivery）の心構え**
> ❶患者の最高代理人　　……苦しみの代弁者となる。
> ❷守秘義務　　　　　　……無用な個人情報の開示は厳禁。
> ❸時間感覚　　　　　　……七五三の発表時間を遵守する。
> ❹「読み原稿からの離陸」　……発表用メモを作り，暗記する。
> ❺徒手空拳　　　　　　……本番では時折メモの一瞥のみ。

①患者の最高代理人

　担当医は，患者の苦しみのよき理解者であると同時に，ケースカンファレンスにおいては，患者のことを最もよく知る代理人でなければなりません。すなわち，議論が迷走した時，主訴と現病の把握に立ち，患者の真の問題点を参加者全員に喚起し続ける使命を担っているのです。

　症例プレゼンテーションは，疾患（disease）の提示ではなく，患者（patient）＝病める人の提示であることを忘れないようにしましょう。

②守秘義務

　医学生から指導医に申し送りする場合や，参加者全員が患者の診療担当である場合は，「取り違え」を避けるためにも，氏名の言及が必要です。しかし，その患者を診療していない人々が参加する検討会，たとえば，院内の臨床病理検討会や学会発表においては，氏名はもちろん，個人の特定につながるような情報を公表してはいけません。

　守秘義務は，「Hippocratesの誓い」を持ち出すまでもなく，診療行為の大原則。米国では，患者情報保護が連邦法により規定されてきました。いちばん最近では，the Health Insurance Portability and Accountability Act of 1996（HIPAA）において，電子媒体も含めた患者情報の取り扱いが再規定され，2003年4月14日から施行されています。HIPAA全文を読む時間はないとしても，"HIPAA Regulations——A New Era of Medical-Record Privacy？"（New Engl J Med, 2003；348：1486-1490）には一度目を通しておきましょう。

③時間感覚

　相手の話を間断なく傾聴できる時間はせいぜい5分です。症例プレゼンテーシ

ョンの場合，立席で3分から5分，着席で5分から7分が1つの目安になります。実際には，求められている情報量に応じて，新入院患者紹介5分，コンサルタントへの情報提供3分，毎日の経過報告2分といったように，臨機応変でなければなりません。

自分の中で「七五三」の規則を立ててみましょう。完全に提示したい時は7分。手短に済ませたい時は3分。ある程度，きちんと情報を含めたい場合は5分，といったようにです。

ICUプレゼンテーションや臨床病理検討会におけるプレゼンテーションのように，複雑で難しい症例を扱う場合でも，一連のプレゼンテーションは10分を超えないように準備します。

プレゼンテーションに求められている時間感覚

症例プレゼンテーションは，時間通りに開始し，制限時間内に終わりましょう。

●臨床病理検討会における最悪のシナリオ

臨床病理検討会において，重症患者であるとの理由で，日々の経過のすべてを事細かに報告する医師がいます。多臓器不全患者の診療がたいへんで，主治医としてその苦労を報告したい気持ちはわかります。しかし，全経過の詳細報告につき合うことが臨床病理検討会の目的ではありません。病理医がイライラし始め，参加者全員もうんざりしてきたところで，司会が先を急ぐように指示しても，報告者は症例の本質をつかんでおらず，「巻く」こともできないというのが，よくあるパターンです。

この場合，事前に必要であったことは，何でしょうか？　プレゼンターが，指導医および病理医とともにその症例についてレビューし，当日の症例プレゼンテーションに向けて情報を適切に編集しておくという作業ではないかと思います。

④「読み原稿」からの離陸

初めて症例プレゼンテーションを行う場合，読み原稿は必須です。それを一字一句暗記し，繰り返しリハーサルを行います。睡眠時間を削ってでも，この努力を惜しまずに行うことが，プレゼンテーションに習熟するための秘訣です。仮に，その発表がどんなに聞き苦しく下手なものであったとしても，指導医は，発表者が準備のためにどれだけ努力したかを正確に見抜いているものです。

こういった努力を不断に継続しているうちに，最初は一晩を要していた読み原稿の準備も，すぐに箇条書きメモで済むようになります。やがて，診療録を直前に閲覧するだけでプレゼンテーションの準備を行えるようになり，最終的には，普通に診療を行っているだけで，いつ求められてもすばらしいプレゼンテーションができるようになります。

⑤ 徒手空拳

　さて本番です。ケースカンファレンスは「話をする場」であり，そこでは目と目を合わせてきちんと「話をする」ことが目的です。読み原稿や箇条書きメモを本番で読み上げるのはタブーです。直前に最後の点検をしたら，それらにときおり目を落とす程度で，よどみなく話ができるように，必要なことはすべて暗記して臨むのが最も基本的な作法です。

　学会発表を含めて，あらゆる発表の機会で，原稿を読む習慣を廃止してください。まず日本語の発表で，それを実現しましょう。次いで，英語の発表でも，同じことができるようになりましょう。

　繰り返しますが，症例プレゼンテーションは，原稿を読むのではなく，患者について話をする場なのです。

02 速度　　　　　　　　　　　　　　　　　　　　　　　　　　　Pace

日本語の場合は自然がいちばん

　話す技術（delivery）の第一歩は，話す速さ（pace）です。話す速さは，人によってまちまちです。各人の能力と個性に見合った速度がありますので，一定の速度を一律に指定することは意味がありません。

　しかし，プレゼンテーションは，聞き手あってこそのものです。話す速さを，参加者の最大多数に対してアジャスト（最適化）できる技術は，身につけておきたいものです。速すぎてもいけません。遅すぎてもいけません。普段から意識しておくとよいことは，自分が所属しているチームないしグループの構成員が，日頃，どんな速さで議論を進めているか，です。その速度に合わせることができるようになることが第一歩です。

英語の場合はメトロノームが必要

　母国語ではない英語の場合，速くしろ，遅くしろといわれても調整することは非常に難しいはずです。したがって，日本語の場合と違って日頃から，速度を意識した練習が必要です。

　表 2-5 に，英語による症例プレゼンテーションの速度表を掲げました。100－120 words/min.（以下，wpm と略）はかなりゆっくり。Voice of America Special English の速度でもあり，英語圏に参加するための「資格速度」です。120－150 wpm はリラックスした心地よい調子。重要事項の議論はこの速度で勝負します。

150–180 wpm は，ニュース番組の総合キャスターの報道速度。症例プレゼンテーションの最適速度でもあります。しかし，弾む議論に速度制限はないので，180–230 wpm で会話が進むこともしばしばであることを知っておきましょう。

表 2-5　英語プレゼンテーションの速度の目安

速度	目安
100–120	緩徐の下限
120–150	リラックス　勝負の土俵
150–180	標準の速度　最初の目標
180–230	日々の現実　活発な議論
230 以上	速すぎます
(単位：words/min)	

速さ追求の弊害

　表 2-5 を意識しすぎて「速さ強迫」に陥ってしまう人もいるようですが，そんなことをあおるつもりはありません。速く話すことが「急ぐ」ことになってしまっては何の意味もありません。大切なことは，「急がずに速く話せる」ようになることです。

　実力以上に見せたい欲求から，表面的な流暢さに囚われてしまうと，2つの弊害が生じます。第1に，流暢さを取り繕うことにより，個々の単語の発音・発声がでたらめになってしまい，かえって相手に理解されない結果を招きます。第2に，相手は私たちが「速く」話せるものと勘違いし，完全に相手のペースで議論が進むことになってしまいます。いずれにせよ，私たちは自分の土俵を失います。

固有速度を守る

　しっかり自分の考えを確認しながら話ができる速度を「固有速度」と定義しましょう。母国語にも外国語にも，各人の固有速度があるので，その速度を知ることに努め，相手がまくし立ててきたり，矢継ぎ早に質問してきたりしても，固有速度から自分をはずさないようにします。

　その一方で，内容を厳選し，無駄を省くことにより，持ち時間の超過を極力回避します。「話はゆっくりだが，いうことは確かな人」という周囲の認識をいったん確立してしまえば，私たちにも「よい風」が吹きはじめます。

03 発音　　Pronunciation

　日本語においても，英語においても，発音は大切です。しかし，英語の場合，「発

音，発音」と，発音にこだわるあまり，ちょっと気取ったようなしゃべり方になってしまうことが，日本人の問題点です。それがわかりやすいものであればよいのですが，しばしばわかりづらいものになってしまうケースが少なくありません。

正しい発音という錯認

　発音は習慣の賜物で，その地域で最大多数者に共有されているという事実だけが成立根拠です。したがって，土地が変われば，発音も変わります。また，時代が変われば，発音も変わります。「正しい」発音という考え方は，実は，地域共同幻想であり，ある訛り（アクセント）を矯正しようとする人もまた，別の訛りを話していることに注意しなければなりません。

人種の坩堝

　「最大多数」組が存在しない人種の坩堝では，上述の認識はしごく当たり前です。たとえば，米国ハワイ州ホノルルに位置するハワイ大学医学部では，少人数グループ内の医学生全員がそれぞれ異なる民族的背景をもつということは，まったく珍しいことではありません。彼らは，お互いに独自のアクセントを有しています。しかし，討論の場でそうした発音の違いが問題となることは，ほとんどありません。発音の違いを「間違い」として正そうとする姿勢も存在しません。お互いに異なっていることが大前提なので，どんな発音も正常変異（normal variants）の1つに過ぎないという寛容さが存在します。

AR-TIC-U-LA-TION

　発音は大切です。しかし，同じ労力を費やすのであれば発音よりもアーティキュレーション（articulation）に集中しましょう。Articulation と辞書を引いてみますと，「明瞭な発音」と書いてあったりしますので，「なあんだ，やっぱり正しい発音を知らなければならないじゃないか」と感じるかもしれません。もちろん，アーティキュレーションの成立には「正しい」発音が必要とされますが，たとえ「間違って」いても，一つひとつの単語，一つひとつの音節を明瞭に発音する（articulate な）態度は，聞いている人に「Good articulation！」の印象を抱かせ，さらには，発音に関するフィードバックを得る格好の機会を生み出します。Articulation が不明瞭で曖昧だと，発音に関する指導のしようもないのです。

TRY! 練習 2-4：日本人が苦手な医学英単語をマスターしよう！

　第6章第3節「Master the Pronunciation」（204頁）に，日本人にとって正確な

発音を知る機会が少ない医学英単語を111単語,収録しています。音声CDにも同じものが収録されていますので,ご自身の発音と比較し,正しい発音を身につけましょう。

04 声調・声量　　　　　　　　　　　　　　　　　Pitch & Volume

　声調・声量(pitch & volume)は,より広義には「声の使い方」(vocal variety)と解釈してもかまいません。

　声の使い方に関して最も重要なことは,「いちばん遠くで聞いている人にも聞こえる声で話す」,そして,「いちばん耳の遠い方にも聞こえる声で話す」に尽きます。

　日本語の場合でも英語の場合でも,簡単に実行できる3つの技法を紹介します。

> **声調・声量(pitch & volume)のポイント**
> ❶大きな声を出そう！
> ❷スラーを克服しよう！
> ❸プレゼンテーション・ピッチをマスターしよう！

①大きな声を出そう！（speak up！）

　「蚊の鳴くような声」に対する不満は大きいですが,大声に対する不満は不思議とあまり聞かれません。「小声」は単調な印象を与え,眠気を催します。一方,声が大きければ大きいほど,好感度と説得力は,増します。正の相関関係が存在すると考えてください。したがって,日本語でも英語でも,たとえ流暢に症例プレゼンテーションができない場合でも,大きな声,強い語調で話すだけで,単調さを吹き飛ばし,少なくとも参加者の関心を引きつけることができます。大きすぎるぐらいの声でちょうどよいと心得ておきましょう。

②スラーを克服しよう！

　一文一文の語り終わりが徐々に曖昧になり消えていくような声調をスラー(slur)といいます。語尾が聞き取れない,あるいは,最後が,否定で終わったのか,肯定で終わったのか,分らない状態です。

　スラーは,控えめを美徳とする日本人に顕著で,国民的無意識の一部でもあります。英語圏で得意のスラーを発揮してしまうと,自信がない態度と映り,信頼を得られません。独り言を言っているのか？と解釈されてしまう場合もありえます。日本語であっても,英語であっても,最後まで語気を抜かず,一文一文を

力強く語り終えることを，医師としての基本的な習慣としてください。

　もちろん，患者と話をする場面において，スラーを使用することは，共感（sympathy）の態度を示すために効果的であることがしばしばです。しかし，それと，医療従事者どうしの討論の場面は別です。患者医療者間のコミュニケーションと医療者間のコミュニケーションは，明確に区別しておいたほうが無難です。

③プレゼンテーション・ピッチをマスターしよう！

　素晴らしい症例プレゼンテーションは，必ずや，普段よりも大きく張りのある声，やや速めのテンポ，幅のある抑揚で行われています。これをプレゼンテーション・ピッチ（presentation pitch, PP）といいます。列車の車内放送，飛行機の機内放送，デパートの店内放送などを思い出してください。それらは普段の声音ではなく，業務独特の声音で行われているはずです。社会生活のさまざまな場面で，各々の目的に最適な調律が存在しています。症例プレゼンテーションも例外ではありません。身近なお手本を探し出し，彼らの技に学びましょう。

　このプレゼンテーション・ピッチに関してはさまざまなテクニックがありますが，たとえば小さな工夫の一つとして，日本語でも，英語でも，「数」（検査結果の数値など）を述べる際には，その部分だけ，ひときわ大きな声でゆっくり，丁寧に述べるようにすると，好感度がアップします。こうしたちょっとしたテクニックを覚えていくことで，プレゼンテーション全体の好感度もアップするでしょう。

05 間合い・休止　　　　　　　　　　　　　　　　Pause & Break

　間合い（pause）には，発声を伴った間合い（verbal pause）と沈黙の間合い（silent pause）があります。

発声を伴った間合い（verbal pause）

　日本語では，「あのー」，「えっと」，「あー」，「えー」，などが典型例です。英語でも，ah, erh, ehm, uh, um, oh などが聞かれます。これらは，「思考の整理ができていない人」という印象を与えてしまいますので，使わないことを原則としてください。もっとはっきり言えば，「あー，うー」言っている人は，「頭が悪い」人だと思われてしまうということです。実際，非常に聞き苦しいだけではなく，時間の無駄でもあります。

> **間合いについてのポイント**
> 「ええと～」「あの～」などの間投詞は噛み殺す！

　もちろん吃音をお持ちの方はこの限りではありませんが，言葉を探すために，意図的に吃音したり，同語反復したりすることも避けたほうがよいでしょう。英語を母国語としない私たちの場合，適切な言葉が見つからない時に，何らかの「うめき声」が出てしまいがちです。しかし，そこをぐっとこらえて，沈黙の間合い(silent pause)に置き換える努力が正解です。

　沈黙の間合いや休止が生じてしまった場合でも，「I am sorry」といった弁解を加える必要はありません。弁解の挿入は，参加者の臨床思考を中断させ，「いいから，話を先に進めてくれ」という苛立ちにつながりかねません。

　なお，英語を母国語とする人々のなかにも，一文一文の冒頭で注意喚起のために使われる"You know…"や"Well…"，末尾に確認強調の目的で置かれる"…, OK?"といった間投詞をしつこく繰り返す人がいます。本人は，無意識なのですが，繰り返されると，聞いているほうには，非常に耳障りです。これら見苦しい"You know"や"OK?"を，むやみに真似してはいけません。

沈黙の間合い(silent pause)

　沈黙の間合いは，慎重に使えば，「落ち着き」の印象を与え，「思慮深さ」を体現することができます。特に，しっかりした視線(eye contact)やうなずき(nodding)を伴うと，強い説得力をもちます。

　プレゼンテーションの最中，自然な休止(natural break)をもつことは，まったくかまいません。たとえば，現病歴を述べている最中に，沈黙が訪れてしまうと，それは「中断」として認識されてしまう可能性がありますが，病歴の後，身体所見の後，検査所見の後などであれば，むしろ，休止は自然です。ただし，この休止は長いものであってはならず，あくまで，自然な「息継ぎ」程度のものであると心得てください。

06 視線・表情　　　　　　　　　　　　　　　　　　　　Eyes & Face

視線(eye contact)

　視線はとても大切です。視線を合わせることを，アイコンタクト(eye contact)といいます。

英語圏においても，アイコンタクトが十分でない医学生，研修医に対して，たとえば，説明を行うためにホワイトボードのほうばかりを向いて話をしており，聞いている人にお尻を向けているような場合，"Don't talk to the board." と短く注意することがあります。また，診療録に目を落として読み上げているような場合にも，"Don't talk to the chart." といった形で注意を促すことがあります。ケースカンファレンスは，参加者とコミュニケーションすることが最大の目的だからです。

　私たち日本人は，なかなか視線を合わせたがらない民族です。多くの場合，晴れの舞台であっても，演壇に立ち，原稿を下に持ち，うつむいて，ぼそぼそとしゃべります。仮に視線を参加者に向けたとしても，その視線の力が極端に弱く，宙を泳いでいます。集団の中で，自己主張せず，ひたすらうつむいてやり過ごすことが日本社会の伝統的な規範であることが影響しているのかもしれません。

　欧米においては，アイコンタクトの不足は，明らかにマイナスです。熱意のなさ，自信のなさと解釈され，能力のない人と評価されてしまう可能性があります。さらに，神経質，無能，信用できない，無関心，頑固といった否定的なイメージのレッテルを貼られてしまわないとも限りません。

　彼我の違いはどちらが良い悪いということではありませんが，少なくとも症例プレゼンテーションの場においては，アイコンタクトの力を十分に身につけ，発揮していただきたいと思います。

アイコンタクトのコツ

> **アイコンタクトのコツ**
> ❶可能な限り長い時間，アイコンタクトを保つ。
> ❷可能な限り力強い視線を注ぐ。
> ❸特定の参加者ではなく，全員に均等に注ぐ。

（1）可能な限り長い時間，アイコンタクトを保つ

　理想は，終始，誰かと視線を合わせていることです。原稿を持っている場合でも，全プレゼンテーション時間の9割以上は，視線を参加者に注ぐべきです。

（2）可能な限り力強い視線を注ぐ

　熱意，話す内容に関する自信，話す行為に関する熟練のすべてを，自分の視線に込めます。

（3）特定の参加者ではなく，全員に均等に注ぐ

　参加者が10〜20名程度までであれば，一人ひとりの顔を見ながら，話をする

ことが可能です。しかし，10名を超え，20名を超える人数となってきますと，ひょっとすると参加者全員の氏名を把握していないような場合も生じてきますし，なかなか，全員に対して均等に視線を向けることは困難です。「この人数は個人対応を超える」と感じた場合には迷わず，聴衆をいくつかのブロックに分けてみましょう。そして，各々のブロックに対して，均等に視線を振り分けていくのです。たとえば，階段講堂に100名の参加者が出席している場合，全体を2×3の6ブロックにわけ，その6ブロックを，自分なりに順序を決め均等に見回していきます。

プレゼンテーションに慣れない間は，どうしても，特定の人，たとえば，指導医，最年長者，最初に質問してくれた人，難しそうな顔をしている人，あるいは，不満そうな顔をしている人に，視線が偏ってしまいがちです。また，講演などにおいては，特定の参加者に対してばかり視線を固定していると，その参加者に威圧感を与えてしまい，逆効果ということもありえます。

意識してアイコンタクトを分散する努力をしてみましょう。参加者全員から，「私のほうばかりをみて話をされてましたね」という，うれしい誤解を招くことができれば，あなたもアイコンタクトの上級者です。

症例プレゼンテーションとは，ただとうとうと話すことではありません。経過記録表だけしか見ていないとか，視線を宙に泳がせたままであるというのでは駄目なのです。プレゼンテーションにおいては，一人ひとりの参加者に，「語りかける」ように話をします。テレビのニュースキャスターのように，カメラの一点だけを見つめて，硬い表情で話をする態度は，カメラではなく複数の参加者を前にライブで行うプレゼンテーションの場合，理想的ではありません。

表情（facial expression）

プレゼンターの自信も不安も，誠実もごまかしも，すべて表情に出ます。「顔に書いてある」という言葉どおり，顔面表相は取り繕うことができません。

■一般的な注意点

状況にふさわしい表情を心がけるようにしましょう。笑顔を絶やさないことは，どんな場合でも重要です。欧米においてはもちろんですが，日本においても，いつも笑顔でいることの価値は計りしれません。しかし，笑顔は，ニヤニヤする，薄ら笑いを浮かべることとは異なりますので，注意が必要です。

以下に，表情をコントロールするうえでの具体的なテクニックをいくつか上げてみます。これらは，慣れて上手に使えばすべて有用ですが，中途半端に使うと逆効果ということは肝に銘じておいてください。

> **表情に関する具体的なテクニック**
> - ☐ 笑顔を絶やさない。
> - ☐ ニヤニヤしない。
> - ☐ 顎を引いて話をすれば，冷静沈着な印象を与えます。
> - ☐ 強調したい場合は，両目を剥くようにして話す，あるいは，顎を突き出します。
> - ☐ 確認を求めたい場合は，全員を見回しながら，うなずくように大きく首を上下に振ります。

07 姿勢・身ぶり　　Posture & Gesture

　プレゼンターの静的ないし動的な身体像は，参加者の興味関心や集中力に大きな影響を与えます。見苦しい立ち方，あるいは，不快な印象を与えるしぐさは，話の内容に対する関心まで削いでしまう可能性があると心得ましょう。

姿勢（posture）

①まっすぐに立ち，背筋をきちんと伸ばします。前かがみ，猫背は，暗い，陰気な印象を与えてしまいます。

②両脚は，肩幅程度に開き，両足に均等に重心を分散させ，しっかりと立ちます。緊張感のない立ち方，たとえば，片足に重心を乗せる，手すりや壁にもたれかかるなどは，参加者の気分も不安定にしますので，避けましょう。

③両腕は，体側面で自然に垂れてもよいですが，体幹部後面で組んだほうが，自信があるように見えます。

④体幹部の前面で腕または手を組む場合には，少し注意が必要です。いわゆる，腕組みは，傲慢な印象を与える可能性があります。また，股間で両手を組むと，「無花果の葉」徴候と呼ばれ，防御的な姿勢と見なされる可能性があります。
　前面で両手を組む場合は，前腕を少し折り，持ち上げて，お臍の前あたりで組むと，上品な印象を与えます。さらに，手の組み方にも，工夫をすることにより，優雅さ，流暢さを演出することが可能です。

身ぶり手ぶり（gesture）

　必ずこうしなければならないという身ぶり手ぶり（gesture）は存在しません。自然に湧き上がってくる態度でない限り，使わないほうが無難です。特に，英語によるプレゼンテーションの場合には，英語力に見合わない gesture は，軽薄な

印象を与えますので，止めましょう。

やり過ぎだという印象を与えないようにするためには，肩幅の範囲を超えないようにするとよいでしょう。体幹の前だけで，手腕を動かすのです。

以下に，避けたほうがよい体位および姿勢を掲げました。

> **プレゼンテーションを行う際に避けるべき体位と姿勢**
>
> ☐ 腕組みをする
> ☐ ズボン／白衣のポケットに手を入れる
> ☐ 腰の脇に両手を構える
> ☐ 頭を掻く
> ☐ 髪や顔を触る
> ☐ 爪を噛む
> ☐ ペンやポインターなどの物をもてあそぶ，回す，振り回す
> ☐ 貧乏ゆすりをする
> ☐ 片脚に重心をかけて，姿勢を崩す
> ☐ 左右交互に頻回に重心を移動する
> ☐ 壁や演台に寄りかかる
> ☐ 着席の発表の際，足組みする

身ぶり手ぶりは，無意識に表出していることが多いものなので，仲間や指導医に，「言いづらいことでもあえて指摘してほしい」とお願いし，点検してもらいましょう。自分の「なくて七癖」は，意識して改善のトレーニングをしていかないと，悪い癖のまま，一生，過ごしていくことになります。

08 語彙力　　　　　　　　　　　　　　　　　Word Choice

語彙（vocabulary）の力といいますと，医学的知識の問題であって，症例プレゼンテーションにおいては，deliveryの問題ではなく，むしろ，contentsの問題ではないかとお考えになられる方もおられるでしょう。実際，医学用語，医療用語を理解し，流暢に操れるようになるためには，医学生→研修医→医師の全期間を通じて，日々，contentsのトレーニングが必要です。しかし，その一方で，語彙力はあるにもかかわらず，プレゼンテーションにおける語彙のチューニングが甘い，という場合が存在します。これは，「適切な語を選択する力」（word choice）が不足していることに起因するのであり，語彙力の上にさらに構築していくことが必要です。

症例プレゼンテーションにおいては，語彙力＝語の選択力について，次の6点に気をつけましょう。

> **語彙選択の注意点**
> ❶ 差別用語を使わない
> ❷ 和製業界用語を使わない
> ❸ 中途半端なドイツ語を使用しない
> ❹ 同じ接続詞を繰り返さない
> ❺ 曖昧な形容詞，副詞は避ける
> ❻ 「～など」の表現により知識の不足を陰蔽しない

①差別用語を使わない

　症例プレゼンテーションにおいては，差別的表現（discriminating language）を避けましょう。私たちが差別的と考えていなくても，聞き手が差別的であると受け止める場合があります。日頃から，人種的，政治的，文化的，慣習的な事象について可能な限り中立的な表現を採択していこうとする態度（politically correctness, PC）を意識しておかれるとよいでしょう。

　実際にはありえない極端な例ですが，「盲目の日本人」を blind yellow Jap と切り出されたら，私たち日本人は居心地がよくありません。医学的な文脈では，blind Japanese と修正するべきでしょう。しかし，blind という単語には，日本語の「めくら」に通じる響きがあります。本人または家族が目の前で言われたら，嫌な思いをします。Blind の代わりに with total blindness あるいは visually impaired などのように表現が工夫される所以です。

　表 2-6 に，英語において差別的とみなされる可能性のある表現の例を掲げました。そして，その右側に PC（politically correctness）に適う言い換え表現を上げましたので，参考にしてください。

表 2-6　差別的とみなされる可能性のある表現の例

差別的なもの	PC に適ったもの
☐ Yellow	→ Asian
☐ Black, Negro	→ African
☐ White	→ Caucasian
☐ blind	→ visually impaired
☐ disabled, physically handicapped	→ physically challenged
☐ deaf	→ with hearing impairment
☐ poor	→ economically disadvantaged

　日本語においても，同様の事例を見出すことができます。たとえば，従来は「痴呆症」と呼ばれていたものが今日では「認知症」だったり，歴史的に「精神分裂病」といわれてきたものが，今日では「統合失調症」と呼ばれています。

　ケースカンファレンスにおいて，しばしば，耳にする表現として，「この人は

プシコの患者さんなので」とか，「なかなか診断がつかないのですが，プシコかもしれないと考えています」といった類の表現があります。なんらかの精神疾患を有している場合に使用されることもあれば，患者―医師関係において医師側が多大な時間を要するなど特別の配慮を要する患者に対しても使われます。

この「プシコ」（英語では，psycho＝サイコ）という表現には，極めてしばしば，患者に対する軽蔑の感情が含まれており，まるで身体疾患の診断がつかないことについて患者側に責任があるかといわんばかりの場の空気を醸し出す力があります。これから医療に従事していこうとする若い医学生，研修医，医師の皆さんは，この「プシコ」という言葉は使わないことにしましょう。「プシコ」は聞く人が聞けば差別表現であると判断されうる表現です。

避けよう身近にある差別用語
- ☐ ボケ
- ☐ シゾ
- ☐ プシコ

ところで，盲目の黒人ミュージシャン，Stevie Wonder が自分自身を「blind black」と語っていますが，この場合，誰が彼を非難するでしょうか。また，白人が自己卑下的に「white person」という語を用い，会場をユーモアの渦に巻き込むこともあります。このように，ある表現が差別的であるか否かは，誰が誰に向けて，どういう文脈でその表現を発したかという状況に強く依存します。差別用語でありながら，差別のニュアンスが解消してしまう文脈も存在するということです。

②和製業界用語を使わない

積極的に外国語を同化包摂しつつ日本語を発展させてきた私たち日本人は，ポルトガル語，オランダ語，ドイツ語の単語を英語由来と勘違いしていたり，日本語の文脈の中でしか通用しない英語表現を独自に考案していたりします。Japanglish，Japlish（＝Japanese English）などと自己卑下する必要はありませんが，アルバイト（part-time job），エコー（超音波検査；ultrasound, ultrasonography），ギプス（plaster, cast），ドクターコース（博士課程；doctoral program），ホームドクター（family doctor），ポケットベル（pager, beeper）など，なにげなく使っているカタカナの医学用語，医療用語は国際的には通用しません。こういったものについて，日頃から，意識しておくようにしましょう。

和製業界用語（Japanese Medical Jargon）の最も典型的な例は，中途半端なドイツ語の使用において見られますので，項を改めて次に論じておきましょう。

③中途半端なドイツ語を使用しない

　医療現場には，中途半端なドイツ語が散見されます．たとえば，「カルテ」と「ムンテラ」がその代表例でしょう．誰もドイツ語の文献を検索しなくなった時代であるにもかかわらず，日常の会話の中に，不正確なドイツ語が遺残しています．「ペーハー」，「ワイセ」，「マーゲン」，「ミルツ」，「ルンゲ」，「カルチ」，「ステルベン」，「エッセン」，「ハルン」などなど．「オーベン」から口をついて出てくるこれらのドイツ語を，自分も使いこなせるようになることが一人前の証であるかのように錯覚し，「ネーベン」さんはこぞって口真似していくのですが，これは自分の品位を落とす危険行為であると自覚してください．最悪なことに，看護師，薬剤師，臨床工学技師，栄養士といった同僚の医療従事者までが真似をして，中途半端なドイツ語を使用する傾向が見られます．

　ではなぜこれらはよろしくないのか？　第1に，ドイツ語を勉強したことがある人であれば，「ワイセ」，「クレヴス」，「ステルベン」といった発音はドイツ語には存在しないことをご存知のはずです．

　第2に，習慣は恐るべしで，英語を国際共通語とする舞台においても，つい「マーゲンチューヴ」「ペーハー」「ハーベー」などと，参加者全員の首をかしげさせてしまう奇怪な和製業界用語を口走ってしまう人が実在するのです．将来，国際的な場に立ったときに恥をかきたくないのであれば，今日からそれらの使用を中止しましょう．pHは，ペーハーではなく，「ピーエイチ」です．

④同じ接続詞を繰り返さない

　同じ接続詞を繰り返し使っていると，論理の構造が甘くなり，説得力を欠く結果をもたらします．最も代表的な例は，話をなんでも，「それから」あるいは「そして」でつないでいく話し方です．英語であれば，andやthenの繰り返しは，やはり耳障りです．また，おそらく，口癖の一部になっているのだと思われますが，口を開くたびに，「たとえば」「基本的に」「要するに」「とりあえず」「逆にいえば」などといった接続語が口をついて出てくる方もおられます．本当に必要なときに，これらの接続語を用いることはもちろんかまいませんが，ずっと繰り返されていると，本当に重要なことは何なのだろうか？　この人の論点はなんだろうか？という疑問が頭をもたげてきてしまいます．

　口癖は，自分では意識していないことが多いので，プレゼンテーションの機会に，気のおけない同僚に指摘してもらうようにするとよいでしょう．

⑤曖昧な形容詞，副詞の使用を避けよう

　症例プレゼンテーションにおいて，量や程度について述べる場合，よく考えて

みると実態の理解にうまくつながらない形容詞や副詞を使用してはいないでしょうか？　たとえば，「なかなか」「まあまあ」「けっこう」「比較的」などです。

【例1】「患者さんは，今朝から腰痛が悪化し，とても痛そうです」
　　↓
「患者さんは，今朝から腰痛が悪化し，自分ひとりでは離床することができず，起き上がりに全面的な介助が必要です」

【例2】「熱はだいぶ下がりました。」
　　↓
「解熱し，現在，腋窩温で36.4℃です」

【例3】「免疫抑制療法を継続中で，このところ，患者さんのCRP値は，だいたい落ち着いています」
　　↓
「免疫抑制療法を継続中で，過去3か月間，月に1回の割合で血液検査を施行してきましたが，患者さんのCRP値は，一貫して陰性です」

このように，プレゼンターの「気分」や「直感」をそのまま言葉にしてしまうのではなく，参加者全員に理解しやすい中立な情報として，客観的な数値を含める，あるいは，可能な限り状況を具体的に描写することが大切です。

⑥「〜など」の使い方

形容詞・副詞以外では，「〜など」という表現も，その場をそつなく乗り切るためには便利なのでついつい使用してしまいます。しかし，それによって議論の深さが曖昧になってしまうことがあります。もちろん，「鑑別診断には，中耳炎，メニエール症候群，ハント症候群などがあります」と表現するしかない状況も存在するでしょう。しかし，この表現を次の表現と比較してみてください。
「鑑別診断として，中耳炎，メニエール症候群，ハント症候群の3つを考えます」
前者は，鑑別診断が4つ以上ある可能性を示唆していますが，後者は明確に鑑別診断を3つに限定しています。もしも，プレゼンターの真意が，この3つを鑑別することであるならば，ぜひ，後者の表現を用いましょう。なぜならば，「〜などがあります」という表現は非常に思わせぶりで，「では，その『など』の部分で，あなたが省略した鑑別診断について，もっと詳しく説明してください」という質問がどうしても頭に浮かんでしまうからです。もしそんな質問を受けたとき，明確な意識もなく漠然と「など」を使用していると，「など」の中身を説明することができず，途方に暮れてしまうことになるでしょう。

実際に鑑別診断が4つ以上ある場合でも，「鑑別診断として，中耳炎，メニエール症候群，ハント症候群をはじめ，合計12疾患を検討中です．時間が限られていますので，ここでは，これら3疾患について詳述いたします」というように語れば，参加者はプレゼンターの思考の深みと広がりをより明確に理解することができますし，話の腰を折らずにプレゼンターの話を最後まで聞いてみようかという気にもさせられます．

第3章 実践：症例プレゼンテーションの技法

症例プレゼンテーションを
学ぶときには，
もう一つ新しい言語を習得する
気持ちで，取り組むとよいでしょう。

■**本章の概要**

　症例プレゼンテーションのスタイルは，状況や目的に応じて，自由自在に変化しなければなりません。無数のバリエーションがありますが，本章では，最も基本的となる4つのスタイルについて述べます。日々の臨床においては，この4つのスタイルに杓子定規に従うのではなく，臨機に修正して使用していくことはいうまでもありません。

　第1章と第2章で論じてきたプレゼンテーションは，traditional format と呼ばれるスタイルです。臨床の現場では traditional format が使用される状況ばかりではありません。しかし，本書を通読された読者は，それにもかかわらず，症例プレゼンテーションにおいては traditional format を完璧にマスターすることが「はじめの一歩」であることに繰り返し，思い至るでしょう。

第3章 実践：症例プレゼンテーションの技法

Oral Case Presentation

1. 症例プレゼンテーションを行う状況の分析

　第1章では，最も標準的な症例プレゼンテーションのスタイルを示しました。そして，第2章の第1節「Contents」（内容）においては，その標準形の各パーツについて詳述いたしました。しかし，私たちはプレゼンテーションを行う状況に応じて，スタイルを変更していくことを求められます。本節では，状況分析の基本となる考え方を学びましょう。

症例プレゼンテーションのスタイルを規定する因子

　すべての患者について，どのような状況においても対応できる症例プレゼンテーションの方法は存在しません。「どのような状況で，誰に向かって，何を目的に，プレゼンテーションをするのか？」この問いに意識的であることなくしては，よいプレゼンテーションを行うことはできません。本節では，症例プレゼンテーションのスタイルを規定する因子について，考察してみます。

　症例プレゼンテーションのスタイルを規定する因子とは，①診療が行われている空間，②患者の病状，③プレゼンテーションを行う私，④プレゼンテーションを聞く相手，この4つです。

> **症例プレゼンテーションのスタイルを規定する4因子**
> ❶診療が行われている空間
> ❷患者の病状
> ❸プレゼンテーションを行う私
> ❹プレゼンテーションを聞く相手

①診療が行われている空間

　診療が行われている空間にはどのような要素があるでしょうか。第1に，診療科です。何科で診療を行っているのかでプレゼンテーションに求められる内容は大きく変わります。第2に，同じ診療科でも「外来か入院か」によっても，違いが生じます。

　さらに外来でも，救急外来と一般外来があり，入院には Intensive Care Unit,

High Care Unit，急性期病棟，亜急性期病棟，慢性期病棟など，診療密度によるクラス分けが存在します．以下に，診療が行われている空間が変わることによって，症例プレゼンテーションのスタイルがどのように変化するかを紹介します．

■診療科

すぐに思い至ることですが，診療科が異なれば，症例プレゼンテーションに含めるべき各項目の重み付けも異なります．

精神科における病歴の重要性は，誰しも認めるところであると思いますが，なかでも，生活歴＝社会歴は，特に重要であり，プレゼンテーションにおいても，精緻を極めなければなりません．その一方で，同じ患者が手術を受ける場合，外科の術前カンファレンスにおけるプレゼンテーションでは，その生活歴＝社会歴は，全く無視されることはないにせよ，精神科におけるプレゼンテーションほどには時間を掛けて述べられないでしょう．

通常業務の範囲内において，必ずしも患者の全身管理を要しない診療科，たとえば，眼科，耳鼻咽喉科，皮膚科，形成外科，歯科口腔外科などにおいて，症例プレゼンテーションは，病歴，身体所見，検査所見をフルにレビューしていく手法がとられることはなく，取り扱っている問題ないし疾患に直接に関連する項目に絞られた簡潔なものになるでしょう．

■外来と入院

同じ診療科であったとしても，その時々の状況で異なるプレゼンテーションが求められます．もっとも大まかな区分は外来と入院．一般に，外来診療では，診療時間の制約から，長大な症例プレゼンテーションは期待されていません．問題点に即した短いプレゼンテーション（focused presentation）が有効です．一方，入院診療の場合，患者の全体像の理解に及ぶ，より長いプレゼンテーション（full presentation）が要求されます．また，入院診療においては，外来診療の場合に比較して，看護師，薬剤師，栄養士，作業療法士，理学療法士などの多職種がプレゼンテーションの場に居合わせることが多く，その意味でも，full presentationが要求される頻度は高くなります．

■救急外来と一般外来

同じ「外来」でも，クリニック，診療所，病院内の一般外来におけるプレゼンテーションと，救急外来におけるプレゼンテーションでは，期待されているポイントが異なります．

前者を「一般外来」と一括することにしましょう．一般外来では，問診と身体所見が中心になり，検査所見についても，簡単なものであるか，高次検査については焦点をしぼった少数項目が話題になるだけです．「患者をずっと待たせることはできない」という時間的な制約が存在することが，「入院」診療との最大の相違

点です。一般外来では，その場でその診察をひとまず完結させなければなりません。それに対して，入院の場合は，「明日まで待てる」，「後日，もう一度議論する機会がある」といった猶予が存在します。

一方，救急外来においては，悠長に時間を掛けていることができないという点では一般外来と共通しますが，来院する患者の重症度が高く，より短時間で，患者を効率よく評価しなければなりません。また，「診断をつけてから，治療を開始する」という一般外来の原則も，救急外来においては成立しない場合が多々です。診断がついていなくても，患者の現状をプレゼンテーションして，すみやかに救命や蘇生のための一般的処置を開始しなければなりません。

■病棟による違い：集中治療室，急性期病棟，慢性期病棟

病棟も，診療の密度に応じて，intensive care unit，high care unit，general ward のように3段階に分けられています。intensive care unit は ICU とも略され，目的に応じて，medical intensive care unit，coronary care unit，surgical ICU，neuro ICU，neonatal ICU，pediatric ICU のような下位分類が存在します。high care unit は HCU とも略され，患者の安静度は intensive care unit ほどに高くはないまでも，心電図モニターが装着されていることが多いことから，telemetry unit と呼ばれることもあります。最後に，一般病棟（general ward）ですが，疾患の種類や見込み入院期間によって，急性期病棟と慢性期病棟に分けられていることがあります。このほかに，回復期病棟，亜急性期病棟という分類も存在します。

どの空間において，どのような症例プレゼンテーションが行われているのか，おのおのの病院において，注意深く観察してみましょう。また，着任時のオリエンテーションで，かならず，確認しておきましょう。

②患者の病状

症例プレゼンテーションで取り扱われる対象は，もちろん，患者です。したがって，①で述べた診療空間による分類は，一般的な目安にすぎず，あくまで，患者の病状に応じて，患者の診療を最も円滑にするスタイルを採用する必要があります。

これは，どのような患者についてプレゼンテーションしようとしているかによって，プレゼンテーションの方法が変わってきてよいということであり，それが当然でもあるということです。

■初診と再診

第1に，同じ患者でも，外来においては，初診時のプレゼンテーション（initial presentation）と，再診時のプレゼンテーション（follow-up presentation）とでは，

構成が異なります。すなわち，再診時には，患者が抱えている問題点のすべてに言及するのではなく，アクティヴな問題点のみに絞ったプレゼンテーション（focused presentation）が行われるはずです。また，再診時においては，initial presentation で述べた詳細な患者情報は省略し，前回の診察以後，変化のあった点についてのみ述べることが合理的であり，一般的です。

■入院時と入院後

病棟においても，入院時のプレゼンテーション（admission summary）と，入院後に毎日行われるプレゼンテーション（daily progress）は，分けて考えましょう。後者では，すでにその患者に対する共通認識が形成されていますので，問題点のみに言及するプレゼンテーションとなります。

■急ぐのか急がないのか

症例プレゼンテーションのあり方を決定的に変えてしまう最大の因子は，「急ぐか」「急がないか」です。すなわち，時間因子の尺度として，まず，第1に，acute な問題なのか，chronic な問題なのか。第2に，acute である場合，emergency なのか urgency なのかです。

時間的な尺度について，すべての状況において使用できる厳密な定義が存在するわけではありません。ここではあえて英語表現を用いましたが，その意図は以下のとおりです。

「chronic」とは，月単位，年単位で推移していく問題点を指します。「acute」とは，通常，日単位以下で，気長に見積もっても週単位の問題です。acute の中でも，emergency（緊急）と urgency（至急）は，緊急度が高い状態に対して使用されます。emergency（緊急）は，分を争う状態，そして，urgency（至急）は，時を争う状態です。

もちろん，急ぐのか急がないのかについての判断は，症例のプレゼンターである私たち自身にゆだねられています。

③プレゼンテーションを行う私

三番目は，症例プレゼンテーションを行う私たち自身についてです。症例プレゼンテーションの内容とスタイルは，それを行うプレゼンターの能力と経験によって，大きく規定されています。医学生，研修医，若手医師，ベテラン医師と，経験を重ねるに従って，個人個人の中で，スタイルに関する成長があります。

初心者は，現在までのところ，どのような診療科とどのような診療空間において，どのような患者群を診療し，それについて，どのような症例プレゼンテーションを行ってきたか，ときどき，振り返ってみてください。次節に4つのスタイルを示しますが，いち早く，この4つをマスターしておくことをお勧めします。

④プレゼンテーションを聞く相手

　　　　プレゼンテーションは，必ず聞き手を必要とします。相手が直属の指導医なのか，他科のコンサルタントなのか，チームの同僚なのか。一人なのか，少人数なのか，カンファレンス・ルームにおける中人数なのか，あるいは講堂で着席しての大人数なのか。相手が複数の場合，職種は医師だけなのか，学生はいるのか，看護師，薬剤師，栄養士といった多職種混合なのか。

　　　このように，何名の誰を対象として行うのかということによっても，プレゼンテーションはその内容と形式を変えていかなければなりません。

　　　一般的な原則ですが，少人数であればあるほど，職種が単一に向かえば向かうほど，症例プレゼンテーションは短めで簡略なものになります。一方，大人数になればなるほど，また，参加職種が多職種に及ぶほど，症例プレゼンテーションは長くて綿密なものになります。

その他：事後的なプレゼンテーションの場合

　　　①から④までは，ongoing care（現在，診療が進行中の症例についてのプレゼンテーションですが，診療終了後に回想的（retrospective）に行われる症例プレゼンテーションの機会もあります。病院全体の教育行事として位置づけられていることが多い「臨床病理検討会」（clinicopathological conference；CPC）と「死亡症例・合併症症例検討会」（mortality & morbidity conference；MMC）がその典型例です。そのほか，病院外において，病院外の医師およびその他の医療従事者を巻き込んで行われる機会として，学会，研究会における症例発表があります。

　　　プレゼンテーションのスタイルを規定する因子について，やや抽象的な一般論を続けてきました。ここで以上の分析を次頁にまとめておきましょう。

　　　繰り返しますが，よい症例プレゼンテーションは，どのような診療空間において，どのような状態にある患者について，誰に対してプレゼンテーションしようとしているかについて考えるところから生まれます。これが状況分析の基本となります。

症例プレゼンテーションのスタイルを規定する4因子の分析

❶診療が行われている空間
- 診療科はどこか？
- 外来と入院の区別
    - ※外来→一般外来，救急外来のどちらか？
    - ※入院→一般病棟，HCU，ICUのいずれか？

❷患者の病状
- 急性期か慢性期か？
    - ※特に「緊急」または「至急」の状態か？
- 外来において
    - ※初診か再診か？
- 入院において
    - ※入院時か入院後の経過フォローか？

❸プレゼンテーションを行う私
- 身分：医学生，研修医，医師？
- 診療の経験年数

❹プレゼンテーションを聞く相手
- 医師：同僚，チームメンバー，上級医，指導医
- コンサルタント（専門医），院外の医師（診療連携のため）
- 医師以外の医療従事職の参加
    - ※看護師，薬剤師，臨床工学技師，栄養士，言語聴覚士，作業療法士，理学療法士，ソーシャルワーカーなど
- プレゼンテーションを行う集団のサイズ
    - 一対一：指導医と。コンサルタントと。
    - 少人数グループ：チームの申し送り，morning report
    - 大人数：ground round

その他：事後的な症例検討の機会
- 院内：Clinicopathological conference（CPC）
    Mortality & morbidity conference（MMC）
- 院外：学会，研究会における症例報告

　すべての状況に対応するべく症例プレゼンテーションの分類と場合わけを行うことは困難であり，また，それが臨床的に意味あることとは思えません。最も典型的であると考えられる4つのスタイルを取り上げて，次節で詳しくみていきましょう。

第3章 実践：症例プレゼンテーションの技法

Oral Case Presentation

2. 症例プレゼンテーションの4つの基本フォーマット

本節では，Traditional Format, Assessment-oriented Format, ICU Format, Consultation Format の4つの基本フォーマットを紹介します。まずは概要です。

> **症例プレゼンテーションの4つの基本フォーマット**
>
> 01 Traditional Format
> 患者IDと主訴から評価とプラン，結論までの12項目からなる伝統的スタイル。
> 一般病棟における入院診療，CPC，学会発表の場で好まれるフォーマルな形式。
>
> 02 Assessment-oriented Format
> 最初に診断と治療方針を述べ，その後，必要事項を補足していく方法。
> 短時間でプレゼンテーションを終えたい救急診療や外来診療の場で威力を発揮します。
>
> 03 ICU Format
> 臓器系統別（by-system）に所見を述べていきます。
> 重症患者の診療において，データを重視しながら症例検討を行う際に有用です。
>
> 04 Consultation Format
> 最初に目的を告げ，必要な患者情報のみをプレゼンテーションします。
> 専門医に短い立ち話や電話でコンサルトする際に有用です。

01 Traditional Format

Traditional format は，初回プレゼンテーションや症例検討会など，full presentation や formal presentation を求められる状況において，最も好んで用いられます。第1章および第2章において，特に断わりなく採用してきたスタイルが，実はこの traditional format です。

> **Traditional Format のまとめ**
>
> ●構造
>
> 12項目で構成されています。すなわち，患者IDと主訴，現病歴にはじまり，既往歴，家族歴，生活歴，システム・レビュー，身体所見，検査所見，以上までの要約を経て，プロブレム・リスト，評価とプラン，そして，結論で締めくくります。
>
> ●目安となる長さ
>
> 3分から7分
>
> ●適した使用状況
>
> ・新患紹介：一般外来(クリニック)における初回プレゼンテーション
> ・新入院紹介：一般病棟(入院診療)における入院時プレゼンテーション
> ・週1回の教育回診(teaching round)
> ・着席しての症例検討会(case conference, ground round)
> ・臨床病理カンファレンス(CPC)および死亡症例・合併症症例検討会
> ・学会，研究会における症例報告
>
> ●長所
>
> ・患者の情報を完全に提示することができます。
> ・鑑別診断と治療方針について，時間をかけて詳細に議論することができます。
>
> ●短所
>
> ・情報量が多いため，delivery がしっかりしていないと，聞いている人は途中からうんざりしてしまいます。
> ・情報量が多いため，その後に続く議論の時間がしっかり確保されていないと，忙しい臨床の現場では，冗長(redundant)あるいは衒学的(pedantic)との批判を受けかねません。

Traditional Format の重要性

　最終的にはさまざまなスタイルを使いこなせることが望ましいとはいえ，最初はオーソドックスなスタイルから身に付けていくことが大切です。第1章，第2章では traditional format のみを紹介してきた理由もそこにあります。

　言うまでもなく，「traditional」だからといって，「もう古くて，使わないもの」ではありません。また，初心者を念頭において第1章で紹介したからといって，初心者向けのフォーマットと考えるのも間違いです。Traditional format は，臨床医学における症例プレゼンテーションの基本であると同時に究極のスタイルでもあるのです。

　今日，日本の指導医の先生方と臨床医学教育の現場に関するお話をしていると，「医学生，研修医は，コンサルテーションの仕方を知らない」「忙しい現場で，短

く症例をプレゼンテーションする訓練を受けていない」「症例をサマライズする能力がない」などの厳しい指摘が飛び交っています。そして，それゆえに，traditional formatではなく，現場に役立つプレゼンテーションの方法を最初から指導していこうとする指導者もおられます。

　しかし，忙しい現場でケースバイケースのプレゼンテーションを行う能力が身についていない最大の理由は，実は最もオーソドックスなtraditional formatが身についていないからの一言に尽きます。Traditional formatは，あらゆるプレゼンテーションの中でもっとも長く，複雑な構造を持っていますが，それゆえに初心者にとっては症例をよく理解し，病態について丁寧に考えていくための最も取り組みやすいスタイルになっているという逆説を忘れてはなりません。そのトレーニングを欠いたまま，それ以外のプレゼンテーションスタイルをマスターしようとするのは，地下の基礎工事を行わないまま，高層ビルを建てるようなものです。

　症例プレゼンテーションの達人になるための秘訣はただ1つ，「traditional formatを完璧にマスターすること」です。Traditional formatで「基礎体力」を養っておけば，続いて紹介するassessment-oriented format，ICU format，consultation format，さらにはそれらをアレンジしたケースバイケースのプレゼンテーションについても，ごく自然に，自由自在に扱えるようになります。

Traditional Formatの限界

　Traditional formatに習熟すると，毎回traditional formatに従うことにどこか窮屈な感じを伴うようになってくるでしょう。それも当然で，プレゼンテーションを行う場所，状況，目的によっては，traditional formatが適切でないことがしばしばだからです。

　典型的な例では，一般外来や救急外来（ER）のように，時間が限られた状況でのtraditional formatは，円滑な診療を邪魔してしまうことになりかねないでしょう。また，集中治療室（ICU）においては，取り扱われる情報量が一般外来や一般病棟とは比較にならないくらい膨大で，臓器系統別の全身管理に焦点が当てられていることからも，患者について，病歴→身体所見→検査所見と情報を提示していくよりも，各臓器系統について身体所見と検査所見を提示していったほうが，その空間で立ち働く専門医，スタッフの臨床思考に適います。

　つまり，臨床医の日々の動線であるER→ICU→病棟について，それぞれの部署と状況にふさわしい症例プレゼンテーションが模索されなければならないということです。

　なお，第3章から読みはじめた読者の方は，traditional formatについては第1章，第2章において詳述していますので参照ください。

02 Assessment-oriented Format

　救急外来(ER，emergency room)における診療状況を思い浮かべてください。ERでは，確定診断を行うことも大切ですが，患者の全身状態の安定を優先しなければならないことが常です．また，ある患者を診ながら，別の患者について報告を行うといった状況も日常茶飯事です．

　このような環境では，症例プレゼンテーションも，ズバリと核心をついた，簡潔なものでなければならないばかりでなく，ただちに次の一手に結びつき，患者の救命と生存に役立つものでなければなりません．

　Assessment-oriented format は，consultation format と並んで，focused presentation に分類される形式の一つであり，ER をはじめとする忙しい臨床現場での使用にふさわしいスタイルです．

> **Assessment-oriented Format のまとめ**
>
> ●構造
> 次の3項目＋追加1項目（❹）で構成されています：
> ❶患者 ID と主訴　　Identification Data & Chief Complaints
> ❷暫定診断　　　　 Working Diagnosis
> ❸評価とプラン　　 Assessment & Plan
> ❹以上の❶〜❸を根拠づける最小限の病歴，身体所見，検査所見。
> 　　緊急時は❶から❸まででプレゼンテーションを中断してよい。
> 　　その後，時間があれば，❹に進みます。
>
> ●目安となる長さ
> 可能な限り短く。1分から3分。
>
> ●最も適した使用状況
> ・救急外来（ER）におけるプレゼンテーション
> ・一般外来における，再診時プレゼンテーション
> ・一般病棟における，経過報告プレゼンテーション
> ・治療や処置が中心となる外科系診療科（麻酔科も含む）における術前，術後のプレゼンテーション
> ・同僚間で症例を引き継いだり，申し送ったりするとき。
> ・勤務交代（sign in & sign out）時の申し送り。
>
> ●長所
> ・最初から患者の問題点に焦点を絞った（focused）議論を行うことができます。
> ・鑑別診断と治療方針に関する，迅速かつ実践的な議論を促します。
> ・時間が限られた忙しい臨床の現場で有用です。
>
> ●短所
> ・プレゼンターの診療能力がしっかりしていないと，この format の核をなす「暫定診断」と「評価とプラン」の詰めが甘く，診療の方向を見誤ってしまう可能性があります。
> ・病歴，身体所見，検査所見が省略されるか，大胆に縮約されているので，聞いている人は，その場で，鑑別診断や治療方針の正しさを点検できない可能性があります。

Assessment-oriented Format の方法

■プレゼンテーションの順序

この format では，①「患者 ID と主訴」に続いて，ただちに，②「暫定診断」および③「評価とプラン」を述べきってしまうことが最大の特徴です。暫定診断は，

作業診断や仮診断と言い換えてもかまいません。要するに，確定診断でなくてもかまわないということです。③の「評価とプラン」では，暫定診断について，現在を中心にした評価とプランを手短にまとめます。この際，現在，すでに進行している診断行為や治療行為を含めてもかまいませんが，不確実な未来ついてはあまり多くを語らないほうがコンパクトにまとまります。

さて，緊急時は，①から③まででプレゼンテーションを中断してもかまいません。その後，もしも，時間的に余裕があれば，④として「①から③までを根拠づける病歴，身体所見，検査所見を，因果関連」を明瞭にしつつ，報告します。このときの病歴，身体所見，検査所見の分量に一定の決まりはありません。指導医が次々と質問を交えてくるために，結局，traditional format に相当する詳細な病歴を付け加えなければならない場合もあれば，緊急性が高い場合は，何も問わず，直ちに患者の診療に向かうこともありえます。逆に言えば，assessment-oriented format においては，いつ症例プレゼンテーションが中断されてもよいように，患者情報はもっとも重要な事柄から順番に述べていくということです。

> **Assessment-oriented Format のコツ**
> ❶患者 ID と主訴を述べたら，ただちに結論，すなわち，診断と治療の方針を述べます。
> ❷次いで，その方針を支持する最低限の病歴，身体所見，検査所見を添えます。
> ❸「未知の未来」よりも「進行中の現在」に注意を集中しましょう。

Traditional format ばかりを練習してきた読者にとって，この飛躍はとても勇気がいるかもしれません。しかし，assessment-oriented format は，一言でいえば「重要なことから述べていく」ということ。いったん慣れてしまえば，快適です。

■プレゼンテーションの長さ・時間

Focused presentation に分類される形式の一つなので，可能な限り短く簡潔に，1〜2分を目標としてみてください。しかし，時間は絶対的な因子ではありません。それが，2〜3分に及んだとしても，問題ではありません。

■チーム医療における注意点

実際に assessment-oriented format を導入する場合，チームの参加者全員が，その構造と目的について合意している必要があります。以下の3点に注意してみてください。

> **Assessment-oriented Format を導入する場合の注意点**
> ❶ 指導する側もされる側も，ともすれば traditional format に回帰してしまいがちですが，assessment-oriented format は traditional format の縮小版ではありません。
> ❷ Assessment-oriented format は「完璧」ではなく，次の一手を決めるための焦点を絞った(focused)プレゼンテーションです。
> ❸ Assessment-oriented format による症例プレゼンテーションの後，発表者は必ず指導者(preceptor)と共に患者を診察し，所見をダブルチェックするようにしましょう。

時間に余裕があれば，ぜひ，Maddow CL らの論文【参考文献】を一読してみてください。

Assessment-oriented Format による症例プレゼンテーションの例

以下に，assessment-oriented format による症例プレゼンテーションの実例として，交通事故後の左血気胸の症例を示します。

救急外来に搬送された 17 歳・女性　　　　（英訳は，第 6 章 191 頁）

■ **患者 ID と主訴**
　患者さんは 17 歳・女性，高等学校最終学年在学中ですが，交通事故後，救急車で当院に搬送されてきました。

■ **評価**
　彼女自身が車を運転しており，運転手席側で衝突を起こし，座席変形が大きかったため，救出に時間が掛かりました。
　一次評価(primary survey)では，気道(A)および呼吸(B)は問題なし。循環(C)は，脈拍 150，血圧 90 の 60。このため，両腕に末梢輸液路を確保しました。
　二次評価(secondary survey)にて，左肋骨骨折と同部胸壁挫傷を認めました。聴診とから左血気胸(left hemopneumothorax)が疑われたため，ただちに胸腔ドレーンチューブを挿入し，気泡とともに血液約 1.5 リットルを回収しました。この胸腔内出血により，患者さんは循環血液量減少性ショック(hypovolemic shock)に陥り，急性の代謝性アシドーシスとその呼吸性代償

参考文献
Maddow CL, Shah MN, Olsen J, Cook S, Howes DS. Efficient communication : assessment-oriented oral case presentation. Acad Emerg Med, 2003 ; 10 : 842-847.

の所見を認めます。
■プラン
　左胸腔から大量の出血があり，出血源同定および止血のため緊急手術が必要です。

（緊急の場合は，ここで一度，プレゼンテーションを中断します．時間的に余裕があれば，さらに，以下の情報を適宜，提供していきます．）

■重要な病歴
　外傷は衝突の衝撃によるものです。患者さんは飲酒運転後，ハンドルを切り損ねてコンクリート壁に激突。車の左前面が大破し，ハンドルも変形しています。座席が大きく変形してしまったため，救出に時間がかかりました。患者さんはシートベルトを締めていませんでした。フロントガラスの損傷なし。患者さんは左側胸部痛を訴え，呼吸困難が進行してきていました。
■重要所見
　バイタルサインですが，呼吸数 34，脈拍は事故現場で 120，当院で 150 と上昇。血圧は事故現場で 170 の 100 でしたが，徐々に低下し，当院で 90 の 60。顔面蒼白，呼吸窮迫状態。アルコール臭あり。左右非対称な胸壁運動を認め，左前胸部に打撲傷，握雪感，皮下気腫があります。左胸部に，打診上，濁音あり，聴診上，呼吸音の著明な低下を認めます。動脈血ガス分析は，室内気下で，pH 7.32，二酸化炭素分圧 32，酸素分圧 75，重炭酸 16，酸素飽和度 92 ％ でした。
■その他
　四肢は冷たいですが，外傷を思わせる所見はありません。それ以外の一般身体所見は，頭部，頸部，腹部，筋骨格を含めて問題なく，神経学的所見も問題ありません。尿は清明。生来健康で，内服歴なし，アレルギー歴なし，薬物使用歴なし。月経は規則ただしく，現在，妊娠の可能性はないとのことです。

　交通事故後，救急外来に搬送された 17 歳・女性の症例です。Assessment-oriented format に従って構成されていますが，一点だけお気をつけいただきたいことは，この症例においては，「暫定診断」および「評価とプラン」という項目立てではなく，「評価」および「プラン」という項目立ての中で，暫定診断，評価とプランが融合的に語られているということです。これは，救急医療の現場では，初動にあたって，一次評価→二次評価の順に患者のチェックを行っていくことに鑑み，症例を語る際にもその手順がよく分かるようにと意識したためです。
　「二次評価」の中で，暫定診断として「左肋骨骨折」，「同部胸壁挫傷」，「左血気胸」，「循環血液量減少性ショック」，「呼吸性代償を伴った急性代謝性アシドーシス」に

ついて，次々と項目だけ語られています．暫定診断を述べる際には，「疑い」や「可能性」であっても，すべて挙げておくことが重要です．なぜならば，これら一連の暫定診断を聞く中で，指導医あるいはチーム・メンバーは，患者の重症度と処置の緊急性について素早く見当をつけるからです．

プレゼンター自身が，「出血性ショックの状態にあり，左血気胸に対して緊急手術が必要である」とプランを宣言することにより，指導医あるいはチーム・メンバーは，ひとまず，患者の診療に向かうでしょう．しかし，手術室への搬送の途中，緊急手術の途中，病態に見誤りがないか，他に見落としている診断の可能性はないかについて点検する目的で，処置と同時進行で，いったん保留にした「重要な病歴」，「重要所見」，「その他」を，必要に応じてプレゼンテーションしていくことになります．

03 ICU Format

ICU における症例プレゼンテーションの難しさ

ICU（intensive care unit）経験の不十分な医師が，ICU プレゼンテーションを初めて行うとき，次のような困難を経験します．

> **ICU プレゼンテーションの難しさ**
> ❶ 脈絡のない患者データを延々と羅列した挙句，肝腎の病態説明の段で，思考が途絶してしまう．
> ❷ 適切な重み付けと取捨選択を行わないまま，すべての問題点を提示しようとするため，時間超過となってしまう．

ICU 診療の二大特性

上述した ICU における症例プレゼンテーションの難しさは，実は，ICU の診療システムをきちんと理解しないまま，「とにかくすごいことをやっている空間で，たいへんなんだ」という先入観に根ざした「無用の焦り」が原因であることが大部分です．

ICU は，次の 2 つの点で，一般病棟や救急外来とは，異質な空間です．

> **ICU 診療の二大特性**
> ❶患者パラメーターが膨大である
> 　ICU における患者情報の大部分は，主観的所見（subjective findings）ではなく数値化された客観的所見（objective findings）であり，多くの場合，連続的にモニターされています。
> ❷治療パラメーターが多岐にわたる
> 　経静脈および経腸など複数の投与路による薬剤の投与，人工呼吸，左心補助，血液浄化，保温，血栓症予防，褥瘡予防といった治療手段が，複雑に組み合わされ，しかも，間断なく持続的に施行されています。

Simple is best

　患者パラメーターと治療パラメーターの氾濫は，集中治療とは名ばかりのエセ治療を生み出しがちです。体温が高いので全身クーリング，尿量が低下したから利尿剤といった，一対一の対症療法の集積のことです。異常値を見つけ出し，対症療法を施すことは，もちろん必要ではあるのですが，ただそれだけであれば，医師の存在は不要です。患者を薬漬けにし，機械に接続したからといって，簡単に生命危機からの離脱を図れるわけではありません。

　集中治療の本質は，完備された患者パラメーターを分析し，患者の病態を可能な限り単純化された描像として手中に収めること。そして，それに基づき，必要最小限の治療パラメーターを操作していくこと，この2つに尽きます。

　「高度先進医療」イメージとは裏腹に，基本原理は"Simple is best"なのです。

第3章●実践：症例プレゼンテーションの技法

> **ICU Format のまとめ**
>
> ●構造
>
> 次の5項目で構成されています
>
> ❶患者 ID と問題点リスト　Identification Data & Problem List
> ❷病歴　　　　　　　　　　History
> ❸臓器系統の所見　　　　　Objective Findings by Organ Systems
> 　　　　　　　　　　　　　(By-System)
> ❹病態把握　　　　　　　　Pathophysiological Discussion
> 　　　　　　　　　　　　　(Case Mapping)
> ❺全体的な診療計画　　　　Summative Plan
>
> ●目安となる長さ
>
> 5分から7分。長くても10分は超えないように。
>
> ●最も適した使用状況
>
> ・ICU または HCU(High Care Unit)において
> ・多臓器障害を伴う重症症例
> ・一般病棟や救急外来であっても，時間をかけて，症例を検討したい場合
>
> ●長所
>
> ・患者の全身状態を，臓器系統別に詳述するため，見落としが少ない。
> ・全身管理を行うための必要にして十分なデータを，チーム全員で共有することができる。
>
> ●短所
>
> ・不慣れな初学者が行うと，プレゼンテーションの時間がかかりすぎてしまう。
> ・ある程度 ICU 経験を積んだ医師でないと，現象論に終始してしまい，病態の把握や治療計画の立案をうまく行うことができない。

ICU Format の手順

以下，具体的に，手順を解説してみましょう。

①患者 ID と問題点リスト

「患者 ID」に続いて，症例の問題点を「問題点リスト」として，すべて羅列します。症例の全体像を伝えることが目的なので，入室当初は症状名・症候名で語られるかもしれませんが，入室後の経過に伴い，作業診断(working diagnosis)や暫定診断(tentative diagnosis)に置き換え，さらに，確定診断(definitive diagnosis)が得られれば，それに置き換えていきます。

救急外来，一般外来，病棟における症例プレゼンテーションでは，患者の「主訴」または「来院(受診)理由」を述べることによってプレゼンテーションを開始することが大部分ですが，ICU においては，意識障害がある，鎮静がかけられている，

人工呼吸中である，などの理由により，必ずしも，患者と直接にコミュニケーションすることができませんので，患者の主訴ではなく，問題点リストを述べることによりプレゼンテーションを開始することが理にかなっています。

②病歴

次いで，病歴です。ここでは，現病歴／既往歴／家族歴／生活歴の中から，ICU管理に必要な部分を，縮約して述べます。

現病歴／既往歴／家族歴／生活歴の項目立てを意識して分離してプレゼンテーションするように要求される場合と，病歴として一括し重要度順に述べるだけでよいとする場合とがあります。施設によって異なりますので，施設の基本方針に従いましょう。

③臓器系統ごとの所見

その後，臓器系統ごと(by-system)にSOAPを整理していきます。前述のとおりICUにおいては，必ずしも，患者の訴えを聴取できない場合が多いですから，S = subjective findings はなければ，あっさり「なし」とします。O = objective findings に身体所見，検査所見，および現在行っている治療とその効果を含めます。

SOAPのAPの部分については，システムごとにAP = assessment/planを述べていってしまう方法が一つ。また，ICUでは全体のバランスが重要なので，各システムのsubjective/objective findingsをすべて述べ切ってしまってから，最後に一括して，assessment/planを述べるという方法がもう一つです。

表3-1　ICU formatにおいて役立つ臓器系統の分類

[1]	全身状態	General
[2]	中枢神経系	Central Nervous System
[3]	呼吸器系	Respiratory System
[4]	循環器系	Circulatory System
[5]	肝腎機能	Hepato-Renal Function
[6]	電解質，輸液，栄養	Electrolyte, Fluid & Nutrition
[7]	消化器系	Gastrointestinal System
[8]	血液および凝固・線溶系	Hematology & Coagulation
[9]	感染症	Infectious Disease
[10]	その他	Others

※　[2]から[5]までについては「脳の心配(心肺)が肝腎」と覚えます。

表3-1にICU formatを使う際に役立つ分類を例示しました。ご覧いただければわかるとおり，「臓器系統別に述べる」と言いながら，[5]肝腎機能，[6]電解質，輸液，栄養，[8]血液および凝固・線溶系のように，厳密にいえば臓器システム(organ systems)ではない項目立ても入り混じっています。これらの項目立ては，ICU管理を行う際に，このように項目立てしておくと，データを整理しやすい，臨床判断を下しやすい，指示や処置の変更をまとめて行いやすい，などの利便によるものです。

忘れてはいけないことですが，身長・体重，バイタルサイン，視診や触診による全身の状態・皮膚の状態などは，いずれかのシステムに分類することが困難ですので，通常，［1］「全身状態」(general)として「臓器系統ごとの所見」の冒頭に一括して述べます。

④病態把握

臓器ごとの所見と診療状況を述べきった後，患者の全体像が理解できるように，病態について簡潔に解説を加えます(pathophysiological discussion ＝ case mapping)。その際，「以上を要約するに，患者さんは〜の状態にあります」といった一文で締めくくりますと，効果的で印象深いプレゼンテーションになります。

⑤全体的な診療計画

最後に，次回のカンファレンスまでの診療計画(summative plan)を述べます。ICUにおいては，通常，12時間以内(1日2回)，または，24時間以内(1日1回)に，次のカンファレンスが持たれることが普通です。

診療計画を述べる際には，細かな輸液計画や処置を羅列するのではなく，また，その施設内，ないし，その施設で行っているルーチンワークを細々述べていくのではなく，「救命のための鍵となる臓器系統は呼吸器系と血液凝固系です」，「これから4時間以内に，胸腔ドレナージを安全確実に遂行し，呼吸状態の改善を確認します」，「感染経路は不明ですが，ルート感染が高度に疑われますので，挿管チューブ，経鼻胃管チューブ，動脈ライン，中心静脈ライン，末梢静脈ライン，尿道留置バルーンのすべてを，本日，午前中に入れ替えると同時に，担当看護師とともにそれらルート類の清潔保持に努めます」といったように，診療の方向を決定づける根幹となる方針だけを述べます。

ICU Formatによる症例プレゼンテーションの例

以下に，ICU formatによる症例プレゼンテーションの実例として，拡張型心筋症による終末期心不全の症例を示します。

ICU入室中の47歳・男性　　　　　　　　　（英訳は，第6章193頁）

■患者IDと問題点

他院から転入院となった47歳，男性，既婚の会社員です。拡張型心筋症の終末期にあり，昇圧剤およびIABPに反応しづらい低心拍出量症候群を起こしており，うっ血肝を併発していることから，ICU管理となりました。挿管され人工呼吸中であり，抗凝固療法のためヘパリン使用中です。

■病歴

15か月前，心筋生検により拡張型心筋症と診断されています。β遮断薬による治療を開始し，その後，週40時間の仕事が可能でした。週に1〜2回，

坂を上っているときに胸痛が生じたり，夜間に呼吸困難が生じたりしていました。しかし，それ以外には，血痰，胸痛，動悸，失神はありませんでした。1か月前に，痰を伴う咳，息切れ，発熱が生じ，他院に入院しています。CCUにて，硝酸剤，利尿剤，強心剤による保存的治療が開始され，全身状態はわずかに改善しました。しかしながら，心機能は改善しないままで，心臓超音波で評価された駆出率は20％以下でした。当院転入院の2日前，低酸素血症とアシドーシスを起こしたため，IABPと陽圧換気が開始されました。L-VAD[※1]植え込みのため，当院に紹介になりました。

既往歴に，高血圧，糖尿病，高脂血症を認めません。心疾患，突然死の家族歴はありません。飲酒歴，喫煙歴なく，アレルギー，輸血歴もありません。

■ **システムごとの所見**

全身状態

身長175 cm，体重61.4 kg。軽度の全身浮腫を認めます。過去24時間の直腸温は37.9から37.2℃の間で推移しています。皮膚に，チアノーゼほか異常所見は認めませんが，冷感があります。

中枢神経系

ミダゾラムによる鎮静下にあります。瞳孔は等円で，対光反射は迅速。眼底は正常です。

呼吸器系

経口気管内挿間中で，プレッシャー・コントロールによる陽圧換気を受けています。呼吸器の設定は，SIMV[※2]で設定呼吸数2回，PEEP 5，プレッシャー・サポート 10，FiO_2 0.4です。患者さんの呼吸数は10から14回。呼吸音は左右とも清です。動脈血ガス分析の結果は，pH 7.35，酸素分圧110，二酸化炭素分圧38，ベース・エクセス －4，酸素飽和度98。胸部X線検査では，両側肺門部の肺水腫，肺血管の肥厚，左下肺葉の無気肺，心拡大を認めます。

循環器系

IABP装着中で，ドーパミン（DOA）およびドブタミン（DOB）が10 γ[※3]ずつ投与されています。過去24時間の血圧は，収縮期が70から90で，拡張期が30から50です。脈拍は80から100で，整。頸静脈は鎖骨上3横指まで怒張を認めます。CKとMBは正常範囲内。心電図上，洞調律，Ⅰ度の房室ブロック，また，左房および右房の拡大を示唆する所見を認めます。転入院後ただちに施行した心臓超音波では，心臓は四腔とも拡大しており，運動機能は全体的に著明な低下を認め，駆出率は20％です。CVP（中心静脈圧）は20。IABPは右大腿動脈から挿入されています。足背動脈および後脛骨動脈の拍動は，弱いながらも，両側とも触知します。

肝腎機能

両眼瞼結膜は，わずかに黄染を認めます。肝脾腫なし。BUN 19，クレア

チニン 0.6。AST 102, ALT 76 でともに上昇。LDH とアルカリホスファターゼは, 正常範囲内。総ビリルビン 3.5 で, これも上昇しています。腹部超音波にて肝静脈の拡張を認めますが, 腹水はありません。B 型肝炎および C 型肝炎は陰性です。検尿に異常を認めません。

電解質, 輸液, 栄養について

カリウム 4.2 から 4.7, 血糖値 110 から 150 で推移しています。ナトリウム, クロル, カルシウム, マグネシウムは問題ありません。塩分制限あり, 時間 40 ml で, 高カロリー輸液を受けています。尿量は過去 24 時間で 720 ml。体重はこの 2 日間, 変化ありません。

その他

便潜血陰性。白血球 12,500, ヘモグロビン 10.1, ヘマトクリット 28.9, 血小板 15.5 万。PT-INR 1.1, aPTT は 41 秒。

■評価

低心拍出量症候群(LOS = low output syndrome)が最大の問題です。拡張型心筋症が急性増悪した結果ですが, 強心剤および IABP によるサポートによっても難治であり, 低血圧, アシドーシス, うっ血肝という悪い所見が積み重なってきています。現在, 中枢神経系と呼吸器系には問題ありません。感染徴候もありません。

■計画

患者さんは, 心臓移植のレシピエント登録を行っています。心臓移植への橋渡しを目的として, 今後, L-VAD を植え込み, IABP を中止します。それにより低心拍出量の状態が改善されれば, 人工呼吸器からの離脱と強心剤の減量を図っていきます。

※1 　L-VAD は left ventricular assist device（左心室循環補助装置）の意味。「エル ヴァド」と読みます。
※2 　SIMV は synchronized intermittent mandatory ventilation（同調性間欠的強制換気）の略。「エス アイエムヴィ」と読みます。
※3 　γ は μg/kg/min. と定義され,「ガンマ」と読みます。薬剤を微量持続注入する際に必須の単位です。

04 Consultation Format

ここまで紹介してきた traditional format, assessment-oriented format, ICU format は, 診療行動を共にしている医療従事者どうしの間で行うプレゼンテーションに適しています。ここでいう「診療行動を共にしている医療従事者」とは, 直属の指導医や同じチームの医師や研修医, 医学生を指します。

しかし, 普段, 診療行動を共にしていない他の診療科, 他の部門の医師に対し

て，症例の相談（コンサルテーション）を持ちかける場合に，traditional format, assessment-oriented format, ICU format を使用すると，聞いているコンサルタント（専門医）は，最後まで聞かないと，肝腎の用件を理解することができません。特に，traditional format や ICU format では，必ずしも，コンサルタントが必要としない情報についてまで，時間をかけて話し続けることにもなりかねません。

　Consultation format は，assessment-oriented format と並んで，focused presentation と呼ばれる形式の一つです。自分の受け持ちの患者を真っ先に診療してもらうためには，コンサルタントに用件を理解してもらい症例に関心を持ってもらえるように，短時間で印象に残るプレゼンテーションを行わなければなりません。

> ### Consultation Format のまとめ
> ●構造
> 　次の順序で報告します。
> ❶コンサルテーションの目的と緊急度
> ❷年齢／性別／身長／体重
> ❸現在の問題点とその経過
> ❹最後にもう一度コンサルテーションの目的を繰り返します。
> ●目安となる長さ
> 可能な限り短く。1 分から 3 分。
> ●最も適した使用状況
> ・他科・他部門の専門医にコンサルトするとき。
> ・施設外も含め，電話で症例を説明する場合。
> ●長所
> ・患者の現在の問題点を簡潔に伝えることができます。
> ・問題点を解決するための明確な指針を得ることができます。
> ●短所
> ・簡潔であろうとするあまり，重要な必須情報を，自分で勝手に削除してしまう危険性があります。
> ・その結果，聞いている人が，誤った解釈や診療方針を導き出してしまう危険性があります。

Consultation Format と Assessment-oriented Format の違い

　「Consultation Format のまとめ」を読まれた方の中には，assessment-oriented format との違いがよく分からないと感じられた方がおられるかもしれません。
　Assessment-oriented format の勘所は，traditional format において綿々と述べられる系統的な患者情報はいっさい後回しにして，作業診断と問題点リスト，

そして、それに対する評価とプランを一気に述べきってしまうということです。これは、忙しい臨床の現場で、診療の中断を最小限にするための戦略です。Assessment-oriented format が consultation format と最も異なる点は、診断が確定していなくても、また、諸種の問題点があるにしても、それに対するプレゼンターの評価とプランが明確に盛り込まれている点です。すなわち、assessment-oriented format によるプレゼンテーションは「自己完結」という点で、traditional format や ICU format と同じなのです。

　これに対して、consultation format は必ずしも自己完結しません。コンサルテーションとは、ある患者について未決の問題点があるため、その問題に対してコンサルタントの助言、支援、さらには、直接の診療を依頼するために行われるものですから、consultation format では、関連する情報をコンパクトにまとめて提示しなければなりません。語り終えられた点で、コンサルタントからの回答を待つというオープンな状態で終わる、というわけです。

　以上の相違は、具体例を通さないと、なかなか理解しづらいかもしれませんので、さっそく、consultation format によるプレゼンテーションを見てみましょう。

Consultation Format による症例プレゼンテーションの例（その１）

　今度は、救急外来において、くも膜下出血の疑いのある患者を診療しています。私たちは、この患者について、脳神経外科医にコンサルトしたいと考えています。

救急外来に搬送されてきた 78 歳・女性　　（英訳は、第 6 章 190 頁）

　私たちは先ほどからこの患者さんを診ていますが、くも膜下出血を疑っています。

　78 歳の女性で、体重 50 kg、救急車で搬送されてきました。4 時間前には、家族と共に夕食を過ごしており、元気でした。1 時間前に、家の中で倒れていて、反応がないところを、息子さんが発見しました。多発性嚢胞腎、高血圧、腎不全（クレアチニン 3.6）のため、20 年間、腎臓内科に通院してきています。内服薬は、ノルバスク®5 mg、ラシックス®40 mg、および緩下剤です。父親が脳卒中のため 49 歳で亡くなっています。体温 36.2℃、血圧 190/100、脈拍 48、整、呼吸数 16、不規則。酸素飽和度は室内気で 92 %、酸素フェイスマスク 3 リットルで 98 % です。GCS は、Eye 3 点、Motor 4 点、Verbal 1 点で、合計 8 点です。外傷を示唆する所見はありません。眼底検査にて、右眼に出血を認め、両眼とも乳頭浮腫を生じています。頭部単純 CT では、両側のシルビウス裂および脚間槽に出血を認めます。

　以上から、診断としてくも膜下出血を考えます。多発性嚢胞腎の患者さんなので、合併する可能性のある脳動脈瘤が破裂したと考えれば病態の説明が

つきます。カリウムフリーの輸液で，ニカルジピン（Ca拮抗薬）の持続注入を開始しました。これから，ICUに収容し，神経系および循環動態のモニターを開始します。

くも膜下出血の診断は正しいでしょうか。見落としている病態がないかどうかチェックしていただき，また，直ちに追加するべき指示がありましたら，よろしくお願いします。

Consultation Formatによる症例プレゼンテーションの例（その２）

具体的な状況設定を行いますので，読者の皆さんも，プレゼンテーションの方法を積極的に追体験してみてください。

> 【状況設定】
> 初期研修医1年生が，総合診療科　入院病棟における受け持ち患者である92歳女性（入院理由：下痢・嘔吐・食欲不振）について，腎機能障害が見出されたため，腎臓内科専門医にコンサルトします。

この状況で，Below Zero, Take One, Take Two, Take Threeの4通りのプレゼンテーションサンプルを提示します。1サンプルずつ読み進むごとに，コツを学び，よりよいコンサルテーション・プレゼンテーションを作り上げていくための階梯を昇ってみましょう。

Below Zero

研修医　先生，お忙しいところ申し訳ありませんが，腎機能が悪い患者さんが一人いますので，ちょっと診ていただけませんでしょうか

専門医　ええ，いいですよ

研修医　今朝の採血で，BUNが60ぐらい，クレアチニンが6ぐらいでした（といったきり，入院診療録を差し出し，立っています）。

■ Consultation Formatの勘所

Below Zeroの問題点は何でしょうか？「腎機能が悪いので，患者さんを診てください」と言われて，それを拒む腎臓内科医師はいないに違いありません。しかし，BUN 60/Cre 6だけの情報では，何もプレゼンテーションしていないに等しいといわざるを得ません。

コンサルテーションのためのプレゼンテーションでは，冒頭に，
① 何を目的として，
② どのような患者さんを，

③どう診て欲しいのか,
という3点について, 自分なりの見解を含めることが大切です.

■緊急度を積極的に伝えよう

　「腎機能が悪い」と聞いて, 腎臓内科医師は, ただちに, 膨大な細部に思いをめぐらせます. カリウム値は大丈夫か? 肺水腫になっていないか? 心機能は? 尿路系の閉塞は? 悪性高血圧ではないのか? よくあるパターンの糖尿病性腎症か? 膠原病, 血管炎などの全身性の病気は潜んでいないか?

　このような専門医の思考に応えるため, 腎臓内科に限らず, どのような診療分野へのコンサルテーションであっても, 上記③の「どう診て欲しいのか」でも特に,
　・緊急なのか(分単位を争っているのか)
　・至急なのか(時単位で急いでいるのか)
　・平常なのか(通常業務の流れに任せてよいのか)
を見極め, 緊急度に関して, プレゼンターの大まかな診立て, あるいはコンサルタントに対する期待を明確に語りましょう.

　立ち会っている専門医(コンサルタント)に対して, 研修医や若手医師が, 診療録を差し出すだけで, あとはボケっと突っ立っているという光景は, 日本の教育病院ではしばしば見かける構図ですが, ぜひとも避けたいもの. コンサルタントに応援を依頼する以上, プレゼンテーションを求められたら, 何も見ない状態で, 即座にプレゼンテーションできるように準備しておかなければなりません.

■年齢, 性別, 身長, 体重を述べよう

　Below Zeroの第2の問題点は, 患者の年齢, 性別, さらに体格を特定する身長と体重を述べないまま, いきなり, 検査結果を述べはじめている点です. 内科系であっても, 外科系統であっても, 「年齢,性別」と「身長,体重」は, 患者の「姿・形」を想像させる最もシンプルなパラメーターです. Below Zero に見られるように, 年齢, 性別, 身長, 体重を明らかにしないまま, いきなり問題点に入ったり, 病歴や検査結果をえんえんと述べたりする医師が多いですが, 悪い習慣です.

　どの診療科のコンサルタントであっても, 性別, 年齢, 身長, 体重, 体温, 血圧, 脈拍, 呼吸数, 経皮酸素飽和度といった簡単で基本的なパラメーターのセットをざっと聞いただけで, その患者に関する緊急度や病態が, 頭の中にありありと浮かぶものです.

●身長・体重・バイタルサインを先に述べる効用

Consultation format に限らず，症例プレゼンテーションにおいて，性別，年齢，身長，体重，バイタルサインといった客観的数値を，冒頭から提示してしまう方法があります。

Traditional format においては，長い病歴の後，身体所見において身長と体重が初めて登場しますが，日常診療の場でこれをやると，衒学的（pedantic）な印象を与えます。身長と体重を先読みしておくことによって，聞き手は病歴の中に出てくるさまざまな現象について具体的なイメージを持つことが可能になります。また，体温，血圧，脈拍，呼吸数，経皮酸素飽和度などのバイタルサインについても，traditional format においては，病歴の後，身体所見においてはじめて登場しますが，これらも，プレゼンテーションの冒頭に提示してしまったほうが，どの臓器システムに問題があるか，迅速に病態生理を説き明かすことが可能な場合があります。

身長と体重は，検査結果をより正確に解釈するために必要なばかりでなく，内服薬や注射薬の用量（dose）を決定する際にも重要です。また，救急外来，集中治療室，手術室といった集学的な全身管理が必要である空間においては，バイタルサインの異常だけで準備を開始できる処置がいくらでもあります。

その一方で，すべてのプレゼンテーションにおいて，身長，体重，バイタルサインを最初に述べたほうがよいかというと，そうとも限りません。たとえば，問題点が身体局所に限定されていることが多い眼科，耳鼻咽喉科，皮膚科，そして，身体的な所見よりも精神的な現象に力点が置かれる精神科では，それらについて最初から言及しておくことの重要性は相対的に低いでしょう。

「患者 ID/ 主訴」に身長・体重・バイタルサインを追加する方法

症例プレゼンテーションの冒頭「患者 ID/ 主訴」は，「年齢，性別，主訴」が基本です。しかし，目的と状況に応じて，以下の4パターンを臨機に使い分けましょう。

❶年齢，性別，主訴
❷年齢，性別，主訴，身長・体重
❸年齢，性別，主訴，バイタルサイン
❹年齢，性別，主訴，身長，体重，バイタルサイン

ここで，バイタルサインとは体温，血圧，脈拍，呼吸数のことです。経皮酸素飽和度をバイタルサインに含めることもあります。

それでは，Below Zero で指摘された改善点に留意しながら，Take One を読んでみましょう。

Take One   Good!

研修医　総合内科病棟に，1か月続く下痢，嘔吐，食欲不振のため，3日前に入院した患者さんがいます。92歳・女性で，身長 140 cm，体重 29 kg です。主訴は入院後，改善してきたのですが，現在，BUN 60.3，クレアチニン 6.2 と腎機能障害が高度です。血液透析の適応について，至急，ご相談させていただけませんでしょうか。

> 　　　　　診察所見は，全身浮腫が軽度あるのみです．来院時血液検査で，BUN 52.4，クレアチニン 4.7，カリウム 3.9．
> 　下痢および嘔吐による脱水を考え，末梢からカリウムフリーの輸液（1日 1,000 ml）を開始しました．尿量は，利尿薬を使用しなくても，1日 700 ml程度維持できており，体重も一定です．入院3日目である本日の血液検査で，BUN 60.3，クレアチニン 6.2と増悪を認めています．食事は，蛋白・塩分制限食としています．
> 　血液透析を含めた腎不全管理について，先生のご意見をいただければ幸いです．

先ほどの Below Zero に比較して，改善点＝よい点を，挙げてみましょう．

・冒頭（第一段落）で，患者の性別，年齢，身長，体重が明らかにされ，また，コンサルテーションの目的（理由）が分かりやすく述べられています．
・第二段落および三段落において，身体所見→検査所見→初期治療の順序で，腎機能障害と体液管理に関する最小限の情報が整理されています．
・末尾（第四段落）で，もう一度，コンサルタントへの質問が繰り返されています．

　Take One のプレゼンテーションは，短いながらも，患者の現在の状態が，「血液透析をする必要がありますか」という質問に関連して，上手にまとめられています．細かい点を検討していけば，いろいろと情報の不備をあげつらうことはできますが，医学生，研修医が目指すべき最初の到達目標をクリアしたプレゼンテーションといえるでしょう．
　少なくとも，上記のプレゼンテーションを聞けば，たいていの腎臓内科コンサルタントは，「患者さんを診にいきましょう」とか，「診療録と心電図，レントゲンはありますか」と，興味を示してくれることでしょう．「つかみはOK」の Take One といえます．
　それでは次に，この Take One に不足していることは何かについて，分析してみましょう．
　まず，バイタルサインが述べられていません．腎機能障害を有する患者においては，繊細な体液循環管理を要しますので，バイタルサインは必須の情報です．
　次に，体液管理に関連して，インアウト・バランス（in-out balance）および体重については言及されていますが，呼吸状態および循環動態に関する情報が不足しています．バイタルサイン，心音，呼吸音といった基本所見は追加して欲しいところです．また，必要であれば，胸部X線，心電図の所見についても述べます．
　また，血液データから腎機能障害の存在は明瞭ですが，Take One のプレゼンテーションでは，原因検索に関する努力の痕跡が見られません．急性であるのか慢性であるのか，腎前性であるのか腎実質性であるのか腎後性であるのか，に関

する大まかな鑑別は，プライマリーケアの範疇です．もちろん，検索を実施するための十分な時間がなかったのであれば，この段階で，腎臓内科コンサルタントに任せてもよいでしょう．ただし，その場合には，プレゼンテーションの目的の中に，透析の適否についてだけでなく，原因検索についての依頼も含めなければなりません．すでに自分自身である程度，原因検索を施行している場合には，その結果を簡潔に提示したほうが，より引き締まったプレゼンテーションになりますし，コンサルタントにとっても時間の節約になります．

それでは，これらの点を改めて，Take Two スタートです．カチン！

Take Two　　　　　　　　　　　　　　　　　　　　Excellent!!

研修医　総合内科病棟に，1 か月続く下痢，嘔吐，食欲不振のため，3 日前に入院した患者さんがいます．92 歳・女性で，身長 140 cm，体重 29 kg です．主訴は入院後，改善してきたのですが，現在，BUN 60.3，クレアチニン 6.2 と腎機能障害が高度です．

総合内科で施行した原因検索についてプレゼンテーションしますので，チェックしていただけますでしょうか．また，血液透析が必要かどうか判断していただきたいことと，食事療法・薬物療法を含めた今後のマネジメントについても，ご指示いただけましたら幸いです．

病歴ですが，基礎疾患に高血圧があり，12 年前からカルシウム拮抗薬を内服しています．糖尿病は指摘されていません．1 か月前から，特に誘因に気づくことなく出現した下痢，嘔吐，食欲不振を主訴に，3 日前，総合内科外来を受診し，同日入院となりました．

診察上，体温 36.5 ℃，血圧 154/86 mmHg．脈拍 86，整．呼吸数 14 回，整．心音，呼吸音問題なく，頸静脈怒張なし．全身浮腫は軽度．出血傾向を認めません．

下痢および嘔吐による脱水を考え，末梢からカリウムフリーの輸液（1 日 1,000 ml）を開始しました．尿量は，利尿薬を使用しなくても，1 日 700 ml 程度維持できており，体重も一定です．入院 3 日目である本日の血液検査で，BUN 60.3，クレアチニン 6.2 と増悪を認めています．食事は，蛋白・塩分制限食としています．

その他のデータですが，Hb 6.4 g/dl，Hct 18.1 %，MCV 94.3．貧血は高度ですが，便は肉眼的に正常で，潜血も陰性であることから，消化管出血ではなく，現段階では腎性貧血と考えています．TP 5.5 g/dl，Alb 3.2 g/dl．Ca 7.7 mg/dl，P 5.3 mg/dl．検尿では，蛋白 3 ＋，潜血 2 ＋，糖 －．尿中赤血球 3 － 5 /HPF．単純 CT では，右腎に単純嚢胞．両腎に萎縮あり．水腎症なし．胸部 X 線は心拡大

> あるも，肺野のうっ血や胸水は認めず，心電図は左室肥大所見を認めるのみです．以上から，腎前性および腎後性の腎不全は否定的で，腎実質性の腎不全と考えます．
>
> 　BUNとクレアチニンは，3年前までは正常ですが，2年前に1.7，1年前で2.9，半年前に3.6と徐々に上昇してきていました．視力は正常ですが，1年前に，両眼とも白内障の手術を受けています．その段階で，眼底および眼圧には異常がないと言われています．家族歴に，高血圧はありますが，糖尿病，腎不全，多発性嚢胞腎はありません．以上から，この腎不全は慢性で，糖尿病以外の原因，たとえば，IgA腎症などの慢性糸球体腎炎や高血圧などによるものと推定します．
>
> 　現在，下痢，嘔吐，食欲不振は消退．ふらつきはあるものの，院内独歩可能．飲水も良好であることから，本日より，末梢の補液を中止しました．腎不全に関連する食事療法，薬物療法につき，今後の治療方針をご指導ください．また，血液透析についても，緊急透析の必要はないのではないかと思いますが，導入のタイミングをご指導いただけましたら幸いです．

　Take Twoによって，総合内科の研修医にふさわしい素晴らしく充実したコンサルテーション・プレゼンテーションになりました．

　しかし，欲を言えば，まだ足りないものがありそうです．それはいったいなんでしょうか？

　Below Zero，Take One，Take Twoにおいては，患者がご自身の病気および今回の診療経過をどのように認識し，何を望んでいるのかが，コンサルタントに伝えられていません．また，家庭的，社会的，心理的，経済的側面についても，言及されていません．

　患者の診療のために行っている症例プレゼンテーションにおいて，患者自身の主観，そして，患者自身の生活の様態が欠落してしまっているのです．私たちは，日常診療において，診療効率を追求するあまり，このように，「患者さん抜き」の議論を，ごく当たり前に行っています．

　生物学的医学への偏重は，私たち医師を取り巻く医療のシステム自体に内在している偏向ですので，医師一人ひとりの努力だけではいかんともしがたい部分もあります．しかし，症例プレゼンテーションを行う場合にも，意識して，「患者さんの気持ち」を表現する習慣，そして，「患者さんの生活」を的確な言葉で表現する習慣を身につけていきましょう．

　それでは，最後に，Take Threeです．Take Threeでは，研修医の一方的な報告ではなく，より実際のコンサルテーションの場面に近い，研修医と指導医の対話のスタイルとしました．初対面であればいざ知らず，同じ病院の中で一緒に

仕事をしていれば，お互いに気心が知れてきます。コンサルテーションも，最後まで話を聞いてからコメントをするという堅苦しいものではなく，研修医が新しい情報を繰り出すたびに，指導医が見解を述べ，判断し，軌道修正を行っていくというスタイルになります。

Take Three　　　　　　　　　　　　　　　　　　　Outstanding!!!

研修医　先生，総合内科病棟に，慢性腎不全の急性増悪によって終末期腎不全に至っていると思われる患者さんが入院しています。腎不全の診療についてご相談させていただきたいのですが，よろしいでしょうか。緊急性はないと考えますが，血液透析を至急，開始する必要があるかどうかについて，特に，診ていただきたいのですが。

専門医　もちろんです。手短にプレゼンテーションしてください。

研修医　患者さんは，92歳・女性で，身長140 cm，体重29 kgです。

専門医　高齢，かつ，低体重なので，あらゆる点で予備能が低下しており，fragileであると仮定しておいたほうがよさそうですね。

研修医　ええ，そう思います。本人は，意識ははっきりしており，動作もしっかりしています。入院理由は，1か月続く下痢，嘔吐，食欲不振でした。入院後それらは改善してきているものの，本日，入院第四病日，BUN 60.3，Cre 6.2と腎機能障害が高度となってきています。基礎疾患として，高血圧があります。

専門医　1か月前から生じた下痢，嘔吐，食欲不振は，retrospectiveに考えた場合，尿毒症かもしれませんね。消化器系疾患，全身性疾患の可能性については，すでに除外してくれていますか？

研修医　はい，消化器ですが，直腸診で異常なく，便は肉眼的に正常。入院後は，下痢も嘔吐も軽快してきていますので，私も，消化器症状は尿毒症の一部ではないかと考えています。Hb 6.4g/dl，Hct 18.1 %，MCV 94.9と高度の貧血を認めましたので，今後，血液透析に導入するとなると，抗凝固剤も使用しなければならないことから，消化管出血の除外が必要ですが，便潜血検査を施行しましたが，陰性でした。貧血は，腎性貧血と考えています。

専門医　ありがとう。続けてください。検査所見の一部が出てきましたが，患者さんの身体所見と合わせて，重要な検査所見をざっと教えてもらえますか？

研修医　はい。入院時，体温36.5 ℃，血圧154/86，脈拍86，整。呼吸数14，整。心音，呼吸音問題なく，頸静脈怒張なし。腹部血管雑音なし。背部叩打痛なし。全身浮腫は軽度。出血傾向を認めません。
入院時血液検査では，BUN 52.4，クレアチニン 4.7，カリウム 3.9。

下痢および嘔吐による脱水の状態にあると考え，末梢からカリウムフリーの輸液を1,000 ml/day開始すると同時に，蛋白制限食を開始しました．尿量は，利尿薬使用せず，700 ml前後維持できており，体重も一定．ただ，入院四日目である本日の血液検査で，BUN 60.3，クレアチニン6.2と増悪を認めているところです．

専門医 呼吸が問題なく，高カリウム血症もなく，利尿がついていますので，緊急透析の必要はありませんね．

研修医 はい．呼吸とカリウムは大丈夫だと思います．ただ，先生，BUNとクレアチニンがどこまで上がってきたら，血液透析を開始するべきなのでしょうか？タイミングがわからないので，とても不安です．

専門医 よい質問です．結論から言えば，血液透析への導入は，BUNとクレアチニンの数値によって一義的に決めてしまってよいことではなく，臨床症状とその他の検査所見，そして，忘れてはならないことですが，患者さんの気持ち，患者さんが意思決定できない場合は，患者さんの家族の気持ちを聞いてから，決めるべきことです．

もちろん，先生が心配されているとおり，BUNとクレアチニンが急上昇してきている段階では，そのための猶予を取れないまま，緊急透析を開始する場合もあります．さきほど，先生は，この患者さんは慢性腎不全の急性増悪だとおっしゃいましたが，その根拠は何ですか？

研修医 まず，関連する検査所見ですが，検尿にて，蛋白3＋，潜血2＋．尿中赤血球10〜15/HPF，尿糖陰性．単純CTでは，右腎に単純囊胞．両腎に萎縮あり．水腎症なし．胸部X線は心拡大，心電図は左室肥大所見を認めるのみです．

これらのデータから，腎不全の原因は，腎前性でもなく，腎後性でもなく，腎実質性の原因による慢性的なものであると考えました．

専門医 （腹部単純CTにて両腎の萎縮を確認した後）そうですね．慢性でしょうね．画像所見は矛盾しません．腎実質性障害の原因を推定することに役立つような情報はありますか？先ほど，基礎疾患として，高血圧とおっしゃっていましたが．

研修医 12年前から高血圧に対して降圧薬内服しています．BUNおよびクレアチニンは，3年前までは正常ですが，2年前に1.7，1年前で2.9，半年前に3.6と徐々に上昇してきていました．視力は正常ですが，1年前に，両眼とも白内障の手術を受けています．その段階で，眼底および眼圧には異常がないと言われていたそうです．高血圧の家族歴はありますが，糖尿病，腎不全，多発性囊胞腎の家族歴はありません．

専門医 そう考えると，腎機能障害の原因は，糖尿病ではなく，高血圧によ

る腎硬化，または，今となっては確かめるべくもありませんが，慢性糸球体腎炎だったと推定されることになるでしょうか．

　ヘモグロビンが6台まで低下していますし，体重と年齢を考えれば，BUN 60台，クレアチニン6台は，十分，透析導入の適応があります．入院後，現在までの治療メニューと，それに対する患者さんの反応，特に，尿毒症の状態はどうですか？

研修医　入院後，下痢，嘔吐，食欲不振は自然消退しました．現在，ふらつきはあるものの，院内独歩可能です．飲水も良好であることから，末梢の補液も中止しました．食事は，腎不全食を「おいしい」といって，全量摂取しています．

　本人は認知症もなく，理解力もとてもしっかりしています．90歳を超えているとは思えません．生活上のキーパーソンは同居している長男夫婦ですが，非常に協力的ですし，来院による面談の設定も可能です．

専門医　そうですか，歩けていて，食事もできている．高血圧の状態を正確に把握し，コントロールをつけつつ，血液透析の準備をするという道がひとつですね．

　呼吸状態の悪化および高カリウム血症がないことから，緊急透析は不要だと思いますが，さっそく，これから，患者さんを診察して，必要な追加検査がないかどうかを考え，それらを済ませ次第，私から患者さんに病状説明を行いますので，立ち会ってもらえますか？　腹膜透析にしても，血液透析にしても，それを選択しないという決断もありえますから，しっかり話をしなければなりません．

研修医　わかりました．すでに，透析室から血液透析と腹膜透析に関する分かりやすいパンフレットを送ってもらっていますので，それらを患者さんにお渡しするように準備しておいてもよいでしょうか？

専門医　そうしてください．まず，患者さんに会いに行きましょう．

第3章 実践：症例プレゼンテーションの技法
Oral Case Presentation

3. 診療科別 プレゼンテーションのコツ

　本章の1節「症例プレゼンテーションを行う状況の分析」において，診療科が異なると症例プレゼンテーションの方法が異なることを指摘しました。

　医学教育において，症例プレゼンテーションの練習が行われる場合，どうしても内科の症例から出発する場合が多いことから，それ以外の診療科におけるスキルが切り捨てられてしまいがちです。本節では，外科，小児科，産科，麻酔科の4つの領域を取り上げ，症例プレゼンテーションを行う際の注意点をまとめてみます。

01 外科

　外科と内科の根本的な相違点は，外科の症例は，外科を受診した段階で，通常，診断が確定しており，外科的治療に議論の焦点が当てられることです。

　外科を代表するカンファレンスといえば，術前カンファレンスでしょう。術前カンファレンスの目的は，手術適応の有無，手術適応があるのであれば術式の選択について議論することです。一口に術式の選択といっても，たとえば悪性腫瘍の場合，病変（原発巣と転移巣）の進行度，合併症の有無，全身状態によって，切除範囲，郭清範囲，再建方法が異なってきます。

消化器一般外科の術前カンファレンスにおけるプレゼンテーションの例

　67歳・男性で，主訴は心窩部痛です。

　2か月前から食欲不振，心窩部膨満感が出現し，1か月前から心窩部痛を伴うようになりました。この半年で8kgの体重減少を認めています。2週間前に当院消化器内科受診。便潜血陽性であったことから上部消化管内視鏡[※1]を施行したところ，胃癌を指摘され，手術目的で当科に紹介となりました。

　既往歴ですが，30年前より高血圧を指摘され，現在，カルシウム拮抗薬を一剤服用しています。また，10年前より糖尿病を指摘され，食事療法を継続しています。家族歴に特記するべきことなし。生活歴では，喫煙1日40本×40年です。

身体所見ですが，身長 160 cm，体重 50 kg。体温 36.4，血圧は降圧薬内服下で 140/90。腹部：軟で平坦，圧痛なし。肝脾を触知せず，腹水波動も認めません。Virchow 結節[※2]は触知しません。

　上部消化管内視鏡では，前庭部に fiber がかろうじて通過する全周性の Borrmann 3 型腫瘍を認めます。生検による組織診断は adenocarcinoma。腹部超音波および CT では，肝転移，リンパ節転移を認めません。胸部 X 線では特記すべき所見なく，心電図は正常範囲内。%VC 106 %，$FEV_{1.0}$ % 64 %。血液型 A（+），ヘモグロビン 7.8，BUN・クレアチニン・AST・ALT 正常，空腹時血糖 98，HbA_{1c} 5.8 % です。

　以上から，診断は，前庭部における全周性の Borrmann 3 型進行癌，組織型は adenocarcinoma。転移所見を認めないことから，貧血，閉塞性肺障害，高血圧の合併に注意しつつ，明後日，幽門側胃切除術（D1 + α）を予定しています。

[※1] 上部消化管内視鏡は，英語では esophagogastroduodenoscopy といい EGD と略されることがあります。
[※2] Virchow（ウィルヒョウ）結節は，Virchow's sentinel node のことで，左鎖骨上リンパ節腫脹（left supraclavicular lymphadenopathy）を意味します。

　術前カンファレンスでは，言葉によるプレゼンテーションもさることながら，供覧による画像の読影が重視されます。また，治療方針の決定および予後の推定のために，身体各部位に特有のステージ分類が用いられます。
　術後カンファレンスにおいては，手術所見が追加されます。また，病理組織診断の結果が判明していれば，病理診断も追加されます。

02 小児科

　小児は成人のミニチュアではありません。小児科は，内科と比較して，以下の諸点が特徴です。

> **小児科プレゼンテーションの特徴**
> ・病気だけでなく，成長と発達の過程を考慮します。
> ・病歴は，親からの情報提供に負うところが大きい。
> ・鑑別診断の中で，「先天性疾患」の位置づけが，内科よりも高い。

　このような特徴のため，小児科においては，内科における症例プレゼンテーション技法の大部分が有効ですが，以下の諸点を念頭に置いておかれるとよいでしょう。

> **小児科プレゼンテーションの注意点**
>
> ❶ 病歴
>   現病歴→既往歴→家族歴ではなく，家族歴→既往歴→現病歴の順序でプレゼンテーションしたほうがよい場合があります。
> ❷ 既往歴
>   必須項目：在胎週数，出生時体重，発育・発達の正常・異常
> ❸ 身体所見
>   必須項目：体重
> ❹ 検査結果

①病歴

　小児は，成人と異なり，生きてきた年数が短いため，現病歴と既往歴を必ずしも分けて論じることができない場合があります。また，病歴が短いため，診療の手がかりを求めるために，家族の遺伝的な背景を明らかにしておくことが重視されます。したがって，病歴のプレゼンテーションは，通常の「現病歴→既往歴→家族歴→生活歴」の順序ではなく，患児の短い生存年間について，あたかも年表において時間的な流れを示すかのごとく，遺伝的背景を知るための家族歴→次いで，周産期から現在に至るまでの既往歴→そして，現在を記述する現病歴，この順序でまとめたほうが，かえってすっきりする場合があります。

②既往歴

　既往歴においては，在胎週数，出生体重，そして，発育・発達の正常・異常について述べることが重要ですが，予防接種歴も重要です。また，小児科に特有の概念として，DQ（development quotient＝発達指数）があります。DQ は，乳幼児の精神発達水準を表すために考案された指数であり，知能だけでなく，姿勢，運動（歩行や座るなどの動作），社会性，その他の分野も加えて，平均的な発達からの隔たりを測るものとなっています。

③身体所見

　体重が最も重要です。体重が分からなければ，薬用量を決めることもできません。体重についての言及は，身体所見の項目まで待ってもよいですが，冒頭のID/CC に含めてしまうとより効果的です。

　病歴および身体所見の双方にまたがって重要なことですが，元気があるかどうかを患児本人から聞き出すことができませんので，親からの証言，そして，本人の機嫌がどうか，四肢の運動が活発かどうかといった観察から判断していきます。

④検査結果

　小児の検査値は，成人とは正常値が異なり，しかも，年齢とともに推移していきます。単に数値を述べるだけでなく，その小児として正常かどうかの判断を常に示してください。

小児科における外来から病棟への入院時申し送りの例

　嘔吐と水様性下痢を主症状とする 4 か月の男の子です。急性胃腸炎，脱水，hypovolemic shock のため入院が必要と考えますので，よろしくお願いします。①

　家族は両親と姉（2歳）ですが，同様の症状は出現しておらず，遺伝性疾患，免疫力低下の存在は知られていません。既往歴ですが，在胎週数 39 週，生下時体重 2,650 g。出生後の毎月の健診では何も異常を指摘されておらず，発育・発達は正常です。②

　2日前から嘔吐および水様性の下痢がはじまり，今朝まで持続。両親の話では，便に血液は混じっていないとのことです。今朝からぐったりしているため，両親に連れられて，来院しました。③

　体温 37.8 度，心拍 150/min，呼吸 50/min，血圧 80/50 mmHg。体重 5,150 g。覚醒はしていますが，ぐったりしていて笑顔は見られません。体表面に外傷は認めません。大泉門が陥凹しており，皮膚 turgor は低下。腹部に腫瘤は触知せず，腹膜刺激症状も認めません。四肢末梢の冷感あり，nail blanch test による capillary refill time（CRT）は 4 秒と遅延しています。便潜血は陰性でした。④

　診断ですが，ロタウィルスによる急性胃腸炎をもっとも疑います。下痢と嘔吐による脱水のため hypovolemic shock の compensated stage にあると考えます。先ほど，CBC と Chem 7※，便ロタウィルス抗原を提出し，結果待ちの状態です。低カリウム血症などの電解質異常およびアシドーシスの点検をお願いします。便については，微生物検査室にコレラ菌，ランブル鞭毛虫症，赤痢菌の除外をすでにお願いしています。抗生剤は投与していません。1 号開始液を時間 100 ml で開始していますので，入院後，排尿の有無，腎機能の推移のチェックをお願いします。⑤

---

① 冒頭，患児の ID と来院理由を述べた後，入院理由を明確に述べています。
② 生後 4 か月なので，病歴は，家族歴→既往歴の順序で述べています。
③ 家族歴→既往歴の後に，現病歴が来ています。
④ 入院時の申し送りなので，身体所見も，入院理由に関連する項目のみに留めています。
⑤ 最後に，この申し送りの段階における作業診断を述べています。そして，病棟で引き継ぐべきマネジメントについて，診断に関する項目と，治療に関する項目とに分けて，簡潔に申し送っています。
※　Chem 7：緊急で施行する血液生化学検査で，通常，必須と考えられている 7 項目。具体的には，Na，K，Cl，HCO_3，BUN，Cre，Glucose。

03 産科

　産科の最大の特徴は，2つ以上の生命を同時に預かっているということでしょう。症例プレゼンテーションにおいても，当然，そのことが反映されることになります。

　産科では，月経歴のほかに，妊娠分娩歴，妊娠週数，内診所見，超音波検査所見，胎児心拍数図所見が重要となります。緊急対応を要する症例においては，月経歴は省略される場合がありますが，妊娠分娩歴，妊娠週数，内診所見，超音波検査所見，胎児心拍数図所見を省略してはいけません。

> **産科プレゼンテーションの必須項目**
> ☐ 妊娠分娩歴
> ☐ 妊娠週数
> ☐ 内診所見
> ☐ 超音波所見
> ☐ 胎児心拍数図所見

　一口に産科といっても，妊娠初期に始まり，後期，分娩時，産褥に至るまで，中心となる課題，問題点が異なってくることを意識していなければなりません。

産科における緊急手術決定時の症例プレゼンテーションの例

　<u>この患者さんは，25歳・女性で，妊娠30週0日です。妊娠高血圧症候群，HELLP症候群のため，ただちに緊急帝王切開手術を施行すべきと判断しています。</u>[①]

　現病歴ですが，妊娠初期より近医産科医院にて健診を受け問題なく経過していました。妊娠28週0日の妊婦健診時，尿蛋白2＋，血圧140/90。本日，妊娠30週0日，尿蛋白3＋，血圧180/120となったため，当院紹介，入院となりました。入院時，頭痛と目のかすみを訴えていました。妊娠分娩歴は経妊2回，経産0回，自然流産2回。これまで，けいれんを起こしたことはなく，抗生剤やエストロゲンの使用歴もありません。家族歴に特記事項なく，輸血歴もなしです。

　身体所見ですが，体温37.2，血圧180/120，脈拍90，身長155 cm，体重68 kg（非妊娠時は50 kg），心音・呼吸音：問題なし。腹部：肝臓を触知しませんが，同部に圧痛あり。顔面・両手・両下腿に浮腫を認めます。内診所見：外子宮口閉鎖，頸管3 cm。経腹超音波検査所見：児は第一骨盤位，推定体重850gと子宮内胎児発育遅延あり，AFI：3.5 cmと羊水過少あり。胎

児心拍数図：baseline：120 bpm，variability： minimal(1～5 bpm)，acceleration なし，deceleration なし。血液検査所見：白血球 15,000，Hb 14.5，溶血所見あり，血小板 4.5 万。AST 200，ALT 180 と上昇。BUN とクレアチニンは正常です。

　以上から，妊娠高血圧症候群，HELLP 症候群，子宮内胎児発育遅延，羊水過少と診断しました。HELLP 症候群を伴っていることから，分娩以外に母子の安全を確保する方法はありません。子宮内胎児発育遅延があることから，NICU の空床と受け入れ態勢を確認次第，緊急帝王切開手術を施行したいと思います。②

（註）
IUGR：intrauterine growth retardation（子宮内胎児発育遅延）
AFI：amnionic fluid index（羊水指数）
HELLP 症候群：Hemolysis, Elevated Liver enzymes, and Low Platelets（溶血，肝酵素上昇，血小板減少）の頭文字をとったもの。
① 最初に結論が述べられています。すなわち，患者 ID，妊娠週数，問題点，行うべき処置です。手術に立ち会う上級医，麻酔科医への申し送りは，このように assessment-oriented format を用いるとよいでしょう。
② 最後にもう一度，患者の問題点を整理し，それに対する（緊急の）診療の方針を明確に述べます。このように整理することにより，聞き手である上級医，麻酔科医，コンサルタントも，自らの見解を述べやすくなります。

04 麻酔科

　麻酔科は，患者の代わりに，患者の全身管理に集中する専門職です。手術には，低侵襲手術や拡大手術といった大小が存在します。しかし，全身麻酔には，小全身麻酔や大全身麻酔はなく，ただ，安全で確実な麻酔があるだけです。ここでは，術前の麻酔科カンファレンスにおける症例提示法について論じます。

> **麻酔科術前カンファレンスにおけるプレゼンテーションの構造**
> ❶冒頭で，患者さんの体格を想像させる因子を列挙します。
> ❷次に，診断名と予定術式を述べます。
> ❸麻酔計画に関係する評価項目を，できるだけ数値を添えて提示します。

　①の「患者さんの体格」を想像させる因子とは，年齢，性別，身長，体重を指します。また，③の麻酔計画に関係する評価項目とは，次の7項目です。

> **麻酔計画に必要な7つの評価項目**
> ❶最後に食事を摂ったのはいつか(last meal)
> ❷気道確保
> ❸脳・心血管病変
> ❹喘息・アレルギー
> ❺肝腎機能
> ❻筋骨格系の異常
> ❼術前のADL(activities of daily living)

　このように見てくると，麻酔科におけるプレゼンテーションは，評価の軸が明確に定められており，分量に差はあるものの，言及する内容の項目立てに関しては，ICU formatにかなり近いといえるでしょう．また，診断と術式にはじまり，問題点のみに言及する形式については，assessment-oriented formatの精神を汲んでいるといえます．それでは，実例を見てみましょう．

麻酔科で行われる術前カンファレンスにおける症例プレゼンテーションの例

　次にご紹介するのは，76歳の男性，身長163 cm，体重52 kgです．左大腿骨頸部内側骨折に対して，左人工骨頭置換術を予定しています．①

　現病歴ですが，2日前，自宅で転倒しました．家人が帰宅後，患者本人が玄関で動けなくなっているところを発見し，同日，当院に入院となりました．②

　10年前に肺気腫と診断され，5年前から在宅酸素療法(経鼻酸素1.5 L/min)を導入し，現在も継続しています．義歯なし．手術歴および輸血歴なし．高血圧，糖尿病，脳梗塞，虚血性心疾患の既往は認めません．③

　検査値ですが，Hb 10.8 g/dl，室内気下における動脈血ガス分析：pH 7.356，$PaCO_2$ 42，PaO_2 58．心電図は問題ありません．④

　以上まとめますと，問題点は，肺気腫，貧血で，ASA-PS 3※です．麻酔は，脊椎麻酔と硬膜外麻酔の併用で計画しています．⑤

※　ASA-PS：アメリカ麻酔科学会の全身状態分類(American Society of Anesthesiologists-Physical Status)は，患者の持つ危険因子から術前状態を以下の5段階に分類しています．

　　　　　　ASA-PS 1：全く病気を合併しない．
　　　　　　ASA-PS 2：全身性の病気を持つが，日常生活に支障がない．
　　　　　　ASA-PS 3：全身性の病気があり，日常生活が制限されている．
　　　　　　ASA-PS 4：全身性の病気のため，生命に危険がある．
　　　　　　ASA-PS 5：全身性の病気が進行し，回復が難しい．
1から5に進むにつれて，合併症の発生が増加し，死亡の転帰をたどる割合も増加します．

① 患者 ID，身長と体重，診断名と予定術式を冒頭で宣言します。
② 病歴は短く。
③ 麻酔計画に関係する問題点のみを，一息に述べます。
④ 麻酔計画に関係する検査値は，正常か異常かだけを述べるのではなく，可能な限り，生のデータで示します。
⑤ 最後に，症例の問題点を要約し，麻酔の方法と計画を明確に述べます。

第4章 上級プレゼンターへの道

どんなに険しい山道でも，
上から見下ろせば，
はっきりと見通すことができる。
だから，上を目指して進もう。

■**本章の概要**

　第4章では，症例プレゼンテーションが，聞き手にとって，理解可能である（understandable）のみならず，聞いていて気持ちがよい（comfortable）という水準を目指しましょう。

　第1節では，delivery（伝え方）を鍛えるための「日々の練習法」を紹介します。第2節では，症例プレゼンテーションを自由自在に操るための「現場のコツ」に触れます。そして，第3節では，臨床病理検討会（CPC）や学会発表といったフォーマルな場における症例プレゼンテーションについて「事前の準備」と「危機管理」のテクニックを公開します。

第4章 上級プレゼンターへの道

Oral Case Presentation

1. 五つの練習法

　症例プレゼンテーションは，意識して練習していかない限り，決して上達しません。皆さんも，周囲を見回してみてください。上級医のだれもが自分よりプレゼンテーションがうまいわけではないでしょう。また，「欧米人はプレゼンテーションがうまい」としばしばいわれますが，プレゼンテーションが下手な欧米人もまた非常に多いのです。症例プレゼンテーションの実力は，経験年数や所属文化もさることながら，なんといっても練習次第です。

　以下に，症例プレゼンテーション上達のための練習法を5つ示しました。一つひとつ，その方法を見ていきましょう。

> **症例プレゼンテーション上達のための練習法**
> ❶「本気で暗記」　　　　　　　　　Commitment by Heart
> ❷「ドレス・リハーサル」　　　　　Dress Rehearsal
> ❸「やってみる」　　　　　　　　　Exercise & Review
> ❹ シャドウイング　　　　　　　　Shadowing
> ❺ リプロダクションとリテンション　Reproduction & Retention

❶「本気で暗記」

　症例プレゼンテーションの能力を高めようと思うなら，すべて暗記したうえでプレゼンテーションを行う習慣をつけてみてください。診療録や検査所見の用紙はもちろんのこと，自分で作成した患者情報カードといった類いまで含めていっさい，情報ソースを持たないようにするのです。

　病歴における日時の情報や検査結果の細かい数値まで覚えることはできないと思われるかもしれませんが，そんなことはありません。単に，慣れているか，慣れていないかだけの問題です。すべて暗記すると決めて，実行に移せば，すぐにできるようになります。

　このためには，「何も見ないでプレゼンテーションするのが当たり前」という環境を整備する必要があるかもしれません。いわゆる，「現場の雰囲気」作りです。そのためには，仲間を募ることが有効です。同僚に，後輩に，先輩に声をかけて有志を見出し，まずはその仲間の間だけでも，何も見ないでプレゼンテーション

することをルールにしてしまいましょう。

　最初のうちは，すべてを覚えることは苦痛にちがいありません．しかし，どんなに忙しくても，簡単にあきらめてはなりません．プレゼンテーションのために患者情報を暗記するうちに，何を覚えて，何を覚えなくてよいかの勘所がごく自然に呑み込めるようになります．また，厳密な事実ないし数値が要求される場面と，それらの情報に曖昧さや不正確さがあってもよい場面とがあることもわかってくるようになります．実は，このことこそが，暗記をお奨めする最大の理由で，診療録を読み上げているだけでは決して身につけることができない「現場の力」です．

　私たちの記憶力には限界がありますので当然，各々の症例をプレゼンテーションするために必要最小限な情報に焦点を絞ろうと努力します．この結果，臨床判断の能力はどんどん高まっていくのです．この練習を積めば積むほど，プレゼンテーションの項目は厳選され，かつその諸項目間は有機的に結びついていきます．

　病歴における日時の情報や検査結果の細かい数値については，実際のところ，症例検討会の場に臨んでいる医師が求めている情報は必ずしも正確な数値そのものではなく，正常なのか異常なのかといったことを含めた「数値がもつ臨床的な意義」であり，症例の経過における数値の位置づけと解釈です．以下の4つの例をお読みください．

例 1-1　検査結果を逐一報告する

（診療録の検査データ欄を見ながら）
「7月12日に血清クレアチニン0.7であったものが，15日には2.9，17日には3.4と上昇し，本日，7月18日には4.1とさらに上昇してきています」

　これでは，確かに診療録を見ながらでなければ，すらすらと言えそうにありません．同じ内容を次のように言い換えてみてはいかがでしょうか．

例 1-2　推移の方向性を報告する

（何も見ないで）
「血清クレアチニンの値は，7日前，正常値範囲内でしたが，単調に上昇を続け，本日，4台にまで上がっています」

　例1-2の場合，プレゼンテーションが終わった後で正確な数値を求められることもあるでしょうが，その場合に限って，診療録のなかから正確な数値を拾い出せば十分です．ちなみに，例1-1においては絶対年月日表示が，例1-2においては相対経過表示が用いられていますね．両者の相違がはっきりしない方は，第2

章48頁「ポイント2：時間経過の把握」をお読み下さい。

例 2-1　「生データ」を読み上げる

（診療録の検査データ欄を見ながら）
「緊急入院時の血清生化学所見は，総ビリルビン 1.0，直接ビリルビン 0.4，AST 84，ALT 78，γ-GTP 35，アミラーゼ 126 でした」

　このプレゼンテーションは，症例に肝胆膵領域になんらかの問題があることを念頭において行われているのでしょう。検査値のわずかな上下動が，患者の診療にとって極めて critical である場合には，このように「生データ」を読み上げる必要があります。しかし，そうでない場合には，次のような言い換えはいかがでしょうか。

例 2-2　「生データ」のおおまかなレンジを伝える

（何も見ないで）
「緊急入院時の血清生化学所見は，AST と ALT が正常上限の約 2 倍まで上昇しており，ビリルビン，γ-GTP，アミラーゼはいずれも正常範囲内でした」

　このように，症例に対する診立てによっては，検査データの詳細はどのようにも縮約できます。また，縮約したほうが問題の本質が見えやすくなるという利点があります。

　米国では，症例プレゼンテーションの際，資料の参照が禁じられている教育病院が多数，存在します。個々の患者について診療情報が完全に頭のなかに入っていなければ，最善の診療を迅速に遂行することはできません。これが，何も見ずに行う症例プレゼンテーションを要求する理由です。
　この練習は，早い時期から開始するに越したことはなく，医師免許を手にしてからでは遅いといえます。医学生の段階から，症例プレゼンテーションは暗記して行うというルールを自明のものとして共有していくことが，日本の新しい臨床医学教育にも必要ではないでしょうか。

まとめ①　「本気で暗記」

　患者情報を本気で暗記していると，症例プレゼンテーションがスムーズになるだけでなく，臨床能力自体が高まります。何も見ないで行う，流れるようなプレゼンテーションを目指しましょう。

②「ドレス・リハーサル」

前項の「本気で暗記」が，症例プレゼンテーションの内容（contents）を吟味し，瞬時に必要事項を把握していく練習であるとするならば，これからご紹介する「ドレス・リハーサル」（dress rehearsal）は，プレゼンテーションの話し方（delivery）を鍛える方法です。

「ドレス・リハーサル」とは，演劇の世界において，本番の衣装をつけて行う舞台稽古を意味します。最後の総仕上げ，というニュアンスです。症例プレゼンテーションの力を磨こうとする場合にも，「衣装」まで揃える必要はありませんが，気持ちのうえでは同じ緊張感を持って，練習を行ってみましょう。

> **「ドレス・リハーサル」の手順**
> ❶全身を映す鏡の前に立ち，自分の容姿に注意を集中します。
> ❷原稿を見ながらでもよいので，鏡の自分に，心を込めて精一杯，語りかけるようにプレゼンテーションします。
> ❸鏡の中の自分をよく観察し，話し方，声の出し方，顔の表情，手足の使い方，姿勢に工夫を加えていきます。

上に「ドレス・リハーサル」の手順を示しました。通常は，この手順を読んだところで，「まさか，そんなことを本気で？」「アホくさい！」と思い，やめてしまうところでしょう。しかし，だまされたと思って，真剣に試みてください。

使用する症例は，経過の短いものや簡単なものでかまいません。毎回，新しい症例で練習してもよいですが，同じ症例でこの練習を続けていただいても結構です。何を題材として使うかではなく，繰り返し練習するところに「ドレス・リハーサル」の意義と効果があります。

納得のいく自分を表現できるようになるまで，毎日，根気強く，続けます。自分自身のあまりよくない点，悪い癖に気づくことが最も大切です。その気づきを経て，自分自身の声と身体を自在に操れるようになれば，個性が輝きはじめます。

これは，自己による鏡像観察（self-image observation または mirror image technique）であり，自己表現を磨くための一つの方法です。この方法の限界は，自己観察であるという点にあります。すなわち，ナルシシズム（narcissism，自己陶酔）に陥ってしまう危険性があります。ここに至って，さらなる上達のためには，他者の存在が不可欠となります。

> **まとめ②　「ドレス・リハーサル」**
>
> 　全身を写す鏡の前で，1人で，プレゼンテーションを行います。思いのほか，自分の長所と短所に気づくものであり，それを修正するだけでも，自信につながります。

③「やってみる」(exercise & review)

　前項に示した「ドレス・リハーサル」のよい点は，他人から批判されないので，自分自身に集中できることです。また，無用の批判により自分が傷つく心配もありません。しかしながら，前項の末尾でも述べたように，自分だけで行う練習は「独りよがり」になってしまう危険性があります。

　本項では，他の人に自分の症例プレゼンテーションを見てもらうことにより，自分自身の盲点を指摘してもらう方法について，3つの工夫をご紹介します。

■「コメンテーター」役を置く

　グループのなかで，プレゼンターは何人でもかまいませんが，そのプレゼンテーションに対してコメントを出す人を1人，あるいは，2～3人決めます。

　グループの人数が4人まででしたら，1人のプレゼンテーションに対して，残りの3人全員がコメントを出すというスタイルで十分に機能します。しかし，5人以上のグループとなりますと，全員の意見を順番に聞いていくと，よほど議論に慣れた人々の集まりでない限り，繰り返しのコメントが多くなり，進行が緩慢になり，退屈となります。

　プレゼンテーションの専門家に入ってもらう場合には，もっぱらその専門家からコメントをもらい，他の参加者からは，特に気づいた点があった場合，臨機にコメントを出してもらうというのもよい方法です。

　プレゼンテーションの終了後にコメントを受け取るプレゼンターの立場に立てば，たくさんの人からあれこれ言われても，なかなかそのすべてを覚えておくことはできませんし，ましてや，すぐに改善に結びつけることもできません。コメントは3人から，あるいは，コメントは3件まで，といったように意識的にルール作りをしておくことが，この手のセッションを仕掛けていくためのコツです。

　また，コメンテーター付きセッションを開催する際に，確実に回避したいことは，プレゼンテーションは行うが，真に有効なコメントが出てこない，という状況です。これでは，プレゼンテーションの「やり損」です。コメンテーターが，一人ひとりのプレゼンテーションに対して建設的なフィードバックを返していくという士気に燃えていることが，意味のあるトレーニングとするためにどうしても必要です。

　コメンテーターは，次の2点を常に問いながら，プレゼンテーションを聞くよ

うにしましょう。
　①良かった点はどこか？
　②改善点は何か？　どうすれば，もっと素晴らしいプレゼンテーションになるか？

　コメンテーター付きセッションのなかで，医学生と研修医，研修医と医師といった身分や職位の差がある場合には，ひょっとすると，言いたいことが言えない構造になってしまっているかもしれません。そういったセッションにおいては，上級医側に「なんでも言える」雰囲気を作る責任があります。

■「評価シート」を用いる

　プレゼンターがプレゼンテーションを行う際，コメンテーターは，評価シートに記載されているすべての項目にまんべんなく注意を漂わせながら，プレゼンテーションを聞くようにします。そして，プレゼンテーション修了後，ランダムに気づいたことを述べていくのではなく，その評価シートにそって，必要な項目について評価を行っていきます。

　構造化，標準化，言語化の意識が希薄な日本の文脈においては，教える側にとっても，学ぶ側にとっても，共通のフォーマットに従ってトレーニングを行ってみることは重要で，このような「評価シート」の存在は一つの道しるべになるでしょう。

　コメンテーター付きセッションにおいても，口頭でのフィードバックを重視したほうがよいのですが，一つのプレゼンテーションが終わるごとに，まず評価シートに評価を記入する時間をもつようにしてみてもよいでしょう。そして，セッション終了後，評価シートをプレゼンターに返してあげると，プレゼンターも，そのシートをあとで読み直して復習に役立てることができます。

■録画する

　症例プレゼンテーションを録画することにより，プレゼンテーションの内容だけでなく，声の使い方，話し方，姿勢といった身体的な側面にまで踏み込んで，より詳細な分析が可能となります。

　プレゼンターのプレゼンテーションがひととおり終わったところで，最初は録画の再生を行わずに，コメンテーターが気づいた点をすべて，口頭でコメントしておくと，録画のレビューがスムーズに行きます。その後，録画を再生しながら，話題となった場面を一つひとつ指摘していくのです。必要時，再生を止めて，コメントしてもよいでしょうし，止めずに再生を継続した状態で，早口でコメントを加えていってもよいでしょう。後者の方法は，録画をレビューする時間を短く抑えることができる利点がありますが，録画の音声とコメンテーターの肉声とが重なり，慌しい雰囲気のレビューになってしまうという欠点もあります。

　自分のプレゼンテーションを見る機会は，決して多くないでしょう。自分の声

を聴いたり，自分の容姿を，他の人とともに眺めたりすることは，勇気のいる作業ですが，1人で鏡の前でトレーニングするよりも，さらに多くの気づきを得ることができます。たとえば，自分ではゆっくり明確にしゃべっているつもりでも，実際に，聞いてみると，とても早口だったり，きちんと発声できておらず，聞き取りづらかったりします。また，自分では最高の調子でよくできたつもりでも，録画で見てみると，視聴者をいらいらさせる悪い癖が出ていたりすることもあります。

録画およびそのレビューというやや手の込んだ作業も，毎回は無理であるとしても，どこかで一度，集中的に体験しておくと，自分自身の症例プレゼンテーションの癖，長所と短所についての自覚が生まれ，その後の自信および努力の糧となります。

> ### まとめ③　「やってみる」(exercise & review)
> グループで症例プレゼンテーションの練習を行うことにより，他者からの気づきを得ることができます。この際，
> ❶コメンテーター役を置き，プレゼンターにしっかりフィードバックする。
> ❷評価シートを利用し，そのフォーマットに基づいて評価を行う。
> ❸録画をレビューすることにより，内容と話し方の双方について他者と共に振り返りの機会をもつ。
> これらの工夫を取り入れると，練習の効果がいっそう高まります。

④シャドウイング

シャドウイング(shadowing)は，もっぱら，英語をはじめとする外国語によるプレゼンテーションを鍛えるためのテクニックとお考えください。すでに，英語教育の分野では，この手法が広範に取り入れられていますので，詳細な説明は不要であるかもしれません。だれにでも，すぐにできることが特徴です。

太陽によって生じる自分の影を思い起こしてください。あなたが，どんなに速く走って逃げても，影はあなたから離れることがありません。この影(shadow)のイメージのごとく，ある音声を聞きながら，その音声を影(shadow)のように追いかけて，口に出していくことをシャドウイングといいます。

本書の付録の音声CDを用いて，練習してみましょう。

1）最初はテキストを見ながらでかまいませんので，Alan T. Lefor教授のプレゼンテーションの後を，追いかけてください。CDはいちいち止めず，再生モードのままにしておきます。

以下のように，追いかけていきます。

（Alan先生の声）

This is a 62-year-old homeless Caucasian male who came to the clinic….

This is a 62-year-old homeless Caucasian male who came to the clinic….（追いかけるあなたの声）

2）次にテキストを見ないで，Alan T. Lefor 教授の後を，追いかけてみてください。同じく，CD はいちいち止めず，再生モードのままにしておきます。

　テキストを見ながらシャドウイングを行った場合と，テキストを見ないでシャドウイングを行った場合とで，どちらが，シャドウイングしやすかったでしょうか。

　テキストがないとまったくついていけないという方は，しばらく，テキストありで練習してみてください。ただし，目標は，テキストなしでできるようになることです。テキストなしでも大丈夫という方は，より正確に音声を捉えることを目指しましょう。

　どうしてもついていけない部分については，テキストに立ち返り，その部分の単語の意味や発音を調べ，そして，その部分の文の意味をきちんと把握してみることが必要です。その後，もう一度，その部分のシャドウイングに挑戦してみましょう。

　シャドウイングは，自分一人で文章を黙読・音読するよりも，効果があります。というのも，モデルとなっている音声の後を追いかけますので，発音，リズム，イントネーション，ポーズの置き方などまでも，そっくり真似をしていくことになります。結果として，自然な英語のスピードに慣れることができます。

　また，シャドウイングは，なんらかの音声情報さえあれば，場所を選ばず，練習できます。たとえば，国際線の飛行機の中では，シートテレビプログラムで外国語音声を選択して映画を観れば，登場人物のすべてのセリフをシャドウイングできます。もっとも，声を出しては，周囲から迷惑がられますので，いわゆる「口パク」（声を出さないで，口の形だけを取ること）の練習となります。

　音声を聴く場合，シャドウイングをしないで聴く場合と，シャドウイングをしながら聴く場合とでは，シャドウイングをした場合のほうが，本当に理解しながら聞いているかどうかを点検することに役立ちます。理解できているつもりでも，なかなか，口をついてすらすらといえない表現があるからです。そのことに気づくだけでも，語学力向上の糸口が得られます。

まとめ④　シャドウイング

　プレゼンテーションの音声モデルをシャドウイングすると，黙読したり，自分一人だけで音読するより，自分自身の盲点と弱点がどこにあるかを，はっきり理解することができます。

⑤ リプロダクションとリテンション

リプロダクションとリテンションは，シャドウイングよりも，少し熟練を要します。ただし，コンセプトは同じです。

■リプロダクション(reproduction)

シャドウイングには，ほとんど記銘保持の力を要さなかったのに対して，リプロダクションにおいては，短期の記銘保持が要求されます。さっそく，実際に，どのように行うのか見てみましょう。

リプロダクションは，一文を聞いたところで，音声媒体をポーズ(一時停止)し，その一文を，素早く，自分で繰り返します。センテンス全体を記憶の中に保持する必要があるため，シャドウイングよりも少し難易度が上がります。

■リテンション(retention)

一文ずつのリプロダクションが簡単に思われるようでしたら，二文，三文，そして，一段落，というように，リテンション(保持)の負荷を増やしていきましょう。リテンションの量を増やしていった場合には，必ずしも，一字一句をそのまま繰り返すことができなくても，文意が把握できている，ないし，要約が達成されていれば，「よし」としてかまいません。

> **まとめ⑤　リプロダクションとリテンション**
>
> シャドウイングがこなせるようになったら，リプロダクション，そして，リテンションへと進みます。言語の習得は，真似ることが基本です。

第4章 上級プレゼンターへの道　Oral Case Presentation

2. 症例プレゼンテーションを自由自在に操るコツ

本節では，プレゼンテーションだけでなく，その後に続くディスカッションも射程に入れて，症例検討会にどのような心構えで臨めばよいかについて，コントロールのコツを学びましょう。

> **症例プレゼンテーションを自由自在に操る5つのコツ**
> ❶プレゼンテーションは最初の1分と最後の1分が最も大切。
> ❷略語および内輪語は極力，避ける。
> ❸どんな情報も，伝聞型ではなく，直接型で述べる。
> ❹いつもと異なるスタイルでプレゼンテーションをする場合には，理由を前置きする。
> ❺上手に質問することも，あなたの人格と臨床能力の一部です。

①最初の1分，最後の1分

この心構えは，「はじめ良ければ，すべて良し」＋「終わり良ければ，すべて良し」と言い換えることができます。

■はじめ良ければ，すべて良し

第一印象に，「第二」はありません。やり直しが効かないのが，第一印象です。それゆえ，プレゼンテーションの冒頭，最初の1分間は，最高のエネルギー水準で臨みましょう。

なんとなく話し始めて，次第に調子を乗せていくという方法が，日本人によくあるパターンですが，時間が短く限られている症例プレゼンテーションの場合はそのモードはお薦めすることができません。聞いている人に，「いつのまにか，始まっていた」と感じさせるような出だしは，失敗なのです。

宇宙に向けてロケットを発射する状況を思い浮かべてください。地球の重力圏を抜けるまでは莫大なエネルギーを要しますが，重力圏を脱すれば，わずかなエネルギーで自分自身を自由に操ることができるようになります。

プレゼンテーションのパフォーマンスにおいては，オープニングが最も重要です。オープニングが良ければ，参加者は集中力をもってあなたのプレゼンテーシ

ョンを聞いてくれます。

■**終わり良ければ，すべて良し**

　飛行機は離陸と着陸が最も危険であり，パイロットの実力が問われる行程もそこに集中しています。発進は大成功であっても，着地大失敗では元も子もありません。

　プレゼンテーションにおいて，クロージングは，オープニングに次いで重要です。日本人は，しばしば，結論を述べないまま，プレゼンテーションを締めくくってしまいがちです。全体の結論を他者に出してもらうのではなく，自ら行ったプレゼンテーションのまとめは，必ず自分で行うようにします。全内容に責任を取るということです。

　クロージングが良ければ，視聴者は積極的に討論を開始してくれます。

　以上，もう一度まとめると，「症例プレゼンテーションは，はじめと終わりが良ければすべて良し」です。Assessment-oriented format や consultation format による症例プレゼンテーションの所要時間は長くても 2 〜 3 分ですから，そのような短いプレゼンテーション（focused presentation または bullet presentation）では，結局，最初から最後まで全力投球ということになります。

②略語と内輪語

　略語は，極力，使わないことをお薦めします。この原則は，内輪の活動から外に向かうほど，そして，その分野の専門外の参加者の数が増えれば増えるほど，重要となります。これは，フォーマルな場になればなるほど，誰が聞いても誤解や別解の余地なく理解できる用語を選んで使ったほうがよい，と言い換えることができます。

　略語は便利なので，ついつい，使用してしまいます。特に，いつも一緒に仕事をしている同僚との間では，時間節約のために略語の使用は必須であるとすら思えます。しかし，その一方で，他科の人々が一つの略号を自分と同じ意味に解釈してくれるとは限りません。3つほど，簡単な練習をしてみましょう。自分なりの解答を書き出してから，解説を読んでください。

TRY! 練習4-1 「DM」と聞いて，何を連想しますか？

【解答例】

　一般に，DM といえば，diabetes mellitus（糖尿病）の略語だと思念されますが，アレルギー・リウマチ病学の領域であれば，DM は dermatomyositis（多発性筋炎）

を意味します。病名ではありませんが，循環器科の医師であれば，diastolic murmur（拡張期雑音）を連想するかもしれません。

> **TRY!** 練習4-2　「MS」と聞いて，何を思い浮かべますか？

【解答例】
　循環器科の医師は mitral stenosis（僧帽弁狭窄症）と回答しましたが，耳鼻咽喉科の先生は Ménière's syndrome（メニエール病），神経内科の先生は multiple sclerosis（多発性硬化症）と答えました。アレルギー・リウマチ科の医師は，病名ではなく morning stiffness（朝のこわばり）を連想しました。また，疼痛管理チームに参加している薬剤師は，morphine sulfate（硫酸モルヒネ）のことですか？と答えました。一方，最近の医学生，研修医に最も多い回答は，metabolic syndrome（メタボリック・シンドローム）です。

> **TRY!** 練習4-3　以下の4語も，日常臨床において，頻用されています。各々，何を連想しますか？
> ❶ BS
> ❷ CHD
> ❸ PE
> ❹ RA

【解答例】
① BS
　　　blood sugar（血糖）
　　　bowel sounds（腸雑音）
　　　breath sounds（呼吸音）

② CHD
　　　coronary heart disease（冠動脈心疾患）
　　　congestive heart disease（うっ血性心疾患）
　　　congenital heart disease（先天性心疾患）

③ PE
　　　pulmonary embolism（肺塞栓）
　　　pleural effusion（胸膜心膜炎）
　　　physical examination（身体診察）

④ RA

  rheumatoid arthritis(関節リウマチ)
  right atrium(右心房)
  refractory anemia(不応性貧血)

　3つの練習問題，いかがでしたか？　略語は，使用する前に，必ず，正式な表現を理解しておきましょう。そして，その略語の使用が，所属する医療機関において，許容されているかどうか確認してください。病院によっては，院内で使用してよい略語および略号が明文化されています。

　次に，内輪語＝「仲間言葉」についてです。医学生や研修医の皆さんのなかには，内輪語を一つでも多く覚えて，使用できるようになることが，一人前の医師の証であると思われている方がおられるかもしれません。しかし，プレゼンテーションの観点から言えることは，内輪語は地域が変われば通用しないということ，そして，話し手の知的水準を低く見せてしまうということです。

例　よくある内輪語会話

　「**バルパン**入れて，**ディーオーエー**，**ディオービー**も極量，流してるんですけど，**ハルンは出渋ってる**し，**ヴォリュームオーバー**で**デコ**ってきちゃったみたいです。**カリ**も上がってきているので，**フィブ**ってしまったら大変なので，**シーエイチディーエフ**を回してください！」

　診療の苦労を共にし，十分に意思の疎通がとれている者同士の会話であればなんらかまいませんが，上記の会話の中に出てくる太字部分は略語，色文字の部分はローカルにしか通用しない内輪語です。翻訳すれば，以下のような意味です。

　「循環補助としてバルーンポンプを大動脈内に挿入して(IABP)，ドーパミン(dopamine, DOA)，ドブタミン(dobutamine, DOB)も極量，持続注入していますが，乏尿となってきており，体液量過剰による心不全増悪を来しています。血清カリウム値も上昇してきていますので，心室細動を起こしてしまっては困るので，持続血液濾過透析(CHDF)を開始してください」

　現場がそうであるからといって，最初から崩れた型に倣うことをよしとする風潮は，自分にとっても，後輩に対しても，先輩に対しても，教育的ではありません。ベテランになるほど，正確なコミュニケーションの大切さを理解しますから，プロフェッショナルとしての自覚に立ち，むやみに内輪語は多用しないものです。

> ● Acronym と Initial Word
> 　Acronym と initial word という単語をご存知でしょうか．どちらも頭文字を連結して生成された略字を意味しますが，acronym は一個の単語としての発音をもつ単語です．それに対して，initial word は一個の単語にはなっているものの，発音する際には，個々のアルファベットをそのまま発音していく単語です．たとえば，WHO を「フー」と発音すれば acronym ですが，「ダブリュー・エイチ・オー」と発音すれば initial word です．実際，WHO といえば，world health organization 世界保健機関を意味し，「ダブリュー・エイチ・オー」と発音されますから，WHO は initial word です．
> 　　acronym の例：
> 　　　　AIDS = acquired immunodeficiency syndrome
> 　　　　SARS = severe acute respiratory syndrome
> 　　initial word の例：
> 　　　　AMI = acute myocardial infarction
> 　　　　SIADH = syndrome of inappropriate secretion of antidiuretic hormone

③伝聞型よりも直接型

　病歴は，患者から聴取したものであることから，症例プレゼンテーションにおいて，「～だそうです」といった伝聞型の語尾を繰り返すプレゼンターがいます．しかし，この伝聞型は，時間の限られた症例プレゼンテーションにおいては，使用しないほうがよいでしょう．最大の理由は，発言が無責任に響くからにほかなりません．第2に，耳障りです．そして，時間の無駄でもあります．どのような情報を提示するにしても，発表者である自分自身の責任において，「～です」のように，きっぱり述べる態度が正解です．

　参考文献から得た情報について述べる場合も，「～らしいです」，「～には……と書いてありました」といった曖昧な表現は避けたほうがよいでしょう．後者については，「～によれば，……です」と言うべきでしょう．

　「～だそうです」，「～らしいです」に代表される伝聞型表現は，自己責任を回避する雰囲気を醸し出してしまいます．つまり，「患者さんがそういっていたので……」とか，「でも，その文献には，そう書いてありましたので……」というニュアンスにより，その場におけるプレゼンターの発言の責任が，その患者や文献に転嫁されてしまう構造があります．

　良いプレゼンテーション，良い症例検討会を目指す私たちは，伝聞型表現を使いたい誘惑に打ち勝ちましょう．プレゼンテーションの目的は，(1)情報の共有，(2)問題の解決，(3)相互の教育，この3点です．主体性を欠いた曖昧な表現は，正確な情報の共有になっていませんし，それでは，問題を正しく解決することもできません．結果的に，そういった状況を許していること自体，非教育的です．

　ところで，患者情報についても，文献情報についても，自分自身がよく理解できていないことについては，それをプレゼンテーションの内容に盛り込んで発表するのではなく，むしろ，プレゼンテーションが終わった後の討論の場で，「実は，～については情報が曖昧だったので省略したのですが」，「この点は，調べてみた

のですがわからなかったので質問したいのですが……」などのように，問題点，質問事項として全員の前に提示するほうが賢明です．わからないことをわからないこととして明確に提示すれば，知恵を貸してくれる人が登場します．しかし，わからないことをわかったふりをしてごまかそうとすると，その欺瞞を見抜き，突っ込んでくる人が，必ず出てくるものです．

④ 不意打ちを避ける

　読者のなかには，日常の診療業務のなかで，「たまにはいつもと違うスタイルでプレゼンテーションをしてみたい」と思っておられる方がいることでしょう．

　しかしながら，指導医や上級医のなかには，ふだん行われているとおりではないというだけの理由で，突然あなたの話をさえぎったり，不機嫌になったり，やり直しを命じたりする人がいます．それによって，その場に居合わせた全員の間にしらけた雰囲気が漂ってしまうと，それだけで，せっかくのあなたの発表の機会も台無しです．

　いつもと異なる，あるいはその施設での通例とは異なるプレゼンテーションを行いたい場合には，発表を始める前に，たとえば，次のように宣言するとよいでしょう．

「最初にお断りしたいのですが，本日の症例プレゼンテーションは，いつもと形式を変えて，最初に問題点から述べたいと思います．といいますのも，患者さんの病歴が長く，問題が多岐にわたっているからです．問題点を最初に列挙し，全体の展望を得たうえで，臓器システムごとに，患者さんの所見と検査データを報告するというスタイルを採り，議論していきたいと思いますので，どうぞよろしくお願いします」

　第3章を読まれた方は，すでにおわかりと思いますが，この宣言は，これから ICU format でプレゼンテーションを行いたいと主張しているのでしたね．

　新しい方法に対してなんらかの反応(時に，反発や反感)があるのは自然なことです．なんの説明もないままに，いきなり新しい方法を試してみても，感情的な反応を誘発するだけです．上記のように，上手にイントロダクションを行い，参加者に「これからいったい何が起きるか」についてよく理解してもらいましょう．

　さらに，もう一段うまい対処法は以下のとおり．症例プレゼンテーションに限らず，診療，教育，研究において，何か新しい方法を試みたいと考えている場合，関係者全員が集まるミーティングの場で，事前に，そのアイデアの概要を話し，承認を得ておくことです．こうすれば，慌しい診療の現場において，無用の議論を行わなくてすみます．

⑤ 上手に質問する

　症例検討会がどれだけ意義深いものになるかは，そこで交換される知識と経験が広く深く正確であることにつきます。しかしながら，医療のすべての領域にわたって，深く正確な知識を持つ人など，誰一人として存在しません。個人がカバーできる領域は限られており，各人が不得意分野を抱えています。

　そこで，参加者全員で目指していく方向性は，「上手に質問すること」です。明確な回答がその場で得られない場合でも，上手に質問をすることによって，プレゼンターはもちろん，参加者全員の学習が促進されます。

　症例検討会において，私たちは思いつくままに質問してはいないでしょうか。

　質問がまったく出ないよりはよいかもしれませんが，文脈をそらしてしまう質問，相手が答えようのない質問，相手の面目を失わせるような質問をしてしまっていることが多いのではないでしょうか。症例プレゼンテーションに技法があるように，討論の際の質問にも，身につけておいたほうがよいマナーと技術があります。特に，以下の点に留意されるとよいでしょう。

> **上手に質問するためのチェック項目**
> ☐ その質問は，相手にとって答えることができそうですか？
> ☐ その質問によって，参加者全員が利益を得ますか？
> ☐ その質問について，自分自身が回答をもっていますか？

■その質問は，相手にとって答えることができそうですか？

　質問は，相手への攻撃ではありません。もちろん，相手が応えることができるか否か，わかりようもありませんが，その場の相手の雰囲気を「読んで」あげる姿勢は大切です。

　相手の面目を失わせる結果を生む質問は，どのような状況であっても行ってはなりません。少なくとも，相手に逃げ場を与える気遣いが必要です。そのための表現として，「ひょっとしてご存知でしたら，教えていただきたいのですが……」「お答えいただくには難しい質問になってしまうかもしれませんが……」などのように，その場の文脈に応じて，気遣いを開口一番，言語化しておかれるとよいでしょう。

　また，プレゼンターが返答に窮した場合，質問者がただちに行う対応は，「すみません。実は，私もこの質問に対しては，答えをもたないまま質問しています」などのように，自分自身も答えを知らなかったと相手に連帯してあげることです。今ひとつの方法は，参加者全員に向けて，再度，その質問を向けて，参加者全員から解決を得ることです。たとえば，「難しいことを質問してしまったかもしれません。どなたか，お知恵を貸してくださる方は，おられませんか？」と。それでも，全員が沈黙している場合には，「これは，全員が知らないことのようですね。

ただ，この質問は重要だと思いますので，一度，調べておかないといけませんね。いつまでに，誰が調べてきて，発表することにしましょうか？」などのように，質問を全員の課題として共有してしまいます。

■その質問によって，参加者全員が利益を得ますか？

質問は，利己的なものであってはなりません。検討会で行う質問は，自分だけの問題解決であってはならず，その場にいる参加者全員にとって，有益なものである必要があります。自分の興味を解決したい場合には，討論会終了後，個人的に質問しましょう。

よい質問は，問題点を明確にし，取り組むべき課題を明らかにしてくれますので，正確な回答以上に「教育的」なのです。

■その質問について，自分自身が回答をもっていますか？

相手に対して高飛車な態度に出ないためにも，その質問について，自分自身，どこまで答えることができるか？　と短く内省してみることは大切です。もちろん，自分自身で答えることができない質問をしてはいけないということではありません。ただ，この内省さえあれば，自分自身で答えることができない質問をする際には，「すみません。私自身はまったく回答を持ち合わせていないので，お伺いしたいのですが……」といった謙虚な気遣いがごく自然にわいてきます。

このことを逆手に取ったプレゼンターの「魔法の一手」を，最後に，お教えいたしましょう。参加者の中の誰かから，突然，即答に窮する質問を受けた場合です。次のように応えます。「すみません。わかりません。先生は，どのようにお考えですか？」。この応答は，質問する側の絶対的優位性という錯覚を打ち砕くよい手法です。質問は，相手にだけ向けられるものではなく，質問者自身にも向けられている，ということです。質問は，一方通行(one-way)ではなく，双方向(two-way)と覚えておきましょう。

第4章 上級プレゼンターへの道
Oral Case Presentation

3. フォーマルプレゼンテーションに備える

日常最も頻繁に行われている症例プレゼンテーションでは，特に資料や機器の準備を必要としません．本節では，資料や機器を必要とする症例プレゼンテーションについて見ていきましょう．

> **フォーマルプレゼンテーションに備える**
> ❶スライド作成のコツ
> ❷配布資料作成のコツ
> ❸臨床症例検討会におけるプレゼンテーション
> ❹学会発表におけるプレゼンテーション
> ❺機材・配布資料を用いる際の危機管理

最初に，スライドと配布資料について，準備の仕方とその効果的な使用法を述べます．次いで，院内と院外の「晴れ舞台」における症例プレゼンテーションです．院内の「晴れ舞台」とは臨床病理検討会であり，院外の「晴れ舞台」とは学会発表です．最後に，資料や機器を使用する場合の危機管理について学びます．

スライド作成のコツ

今日，スライドといえば，Blue Slide などのネガ・スライドのことではなく，PowerPoint® に代表される電子スライドのことです．

電子スライドの登場のおかげで，修正が生じるたびに，スライドを焼き直す必要もなくなりました．また，発表の直前まで，修正を行うことができます．

しかし，プレゼンテーションにおいては，スライドを「見せる」ことが目的なのではなく，あくまで，プレゼンターであるあなたが「話をする」ことが中心なのだということを忘れないでください．効果的なプレゼンテーションの補助手段として，スライドがあるのです．

プレゼンテーションに慣れていないプレゼンターに最も頻繁に見られる話し方（delivery）の欠点は何でしょうか？　答えは，プレゼンターがスクリーンのほうばかり向いてしまい，その場に居合わせている肝腎の視聴者に対して背中やお尻を向けながら，話をしてしまうことです．

鮮やかな色調，多数の写真，そして，精密なアニメーションが次々と登場する一方で，プレゼンターの声が小さく，話のテンポが遅く，内容が少しも論理的ではないという光景がしばしばです。素晴らしいスライドの後ろに隠れながらプレゼンテーションを行うことは簡単ですが，それではいつまでたっても，プレゼンテーションの力は向上しません。

> **プレゼンターとスライド**
> スライドの見栄えよりも，プレゼンターであるあなたの話し方，伝え方(delivery)のほうが重要です。

以下，スライドを使用する際の基本的な注意事項を確認しておきましょう。

■文字は大きく，読みやすく

英語で，「Avoid busy slide.」と言います。発表中，「このスライドは文字が細かくてたいへん申し訳がありませんが……」という弁解をしながら，スライドを説明しているプレゼンターをしばしば見かけます。これは準備不足です。「文字が小さくて申し訳がありませんが」という注釈が必要なスライドは，スライドとしての役目を果たしませんので，事前に削除します。削除が不可能な場合には，快適に読める大きさになるまで，必要な部分だけを抜き出し，拡大します。あるいは，そのスライドの情報だけ，印刷資料として，大きく拡大コピーします。

「busy slide」を避けるためには，「Triple Seven」の原則が役立ちます。

> **スライド作成に役立つ Triple Seven の原則**
> ❶ 1枚のスライドは，縦に7行まで。
> ❷ 1行の長さは，英語なら7単語まで。
> ❸ 日本語ならトリプル・セブン(7×3)＝21文字まで。

「Triple Seven」の原則を守るためには，1枚のスライドの中に，異なるいくつもの話題を盛り込まないことです。1スライド1テーマを原則とし，異なるテーマは次のスライドに移す配慮が必要です。文字数が少なければ少ないほど，読みやすく，印象深くなります。

■枚数制限にこだわる必要はありません

「1分1枚でスライドを作るとよい」といった助言がしばしばなされますが，ブルースライド（ネガ・スライド）が廃れ，電子スライドに置き換えられた今日，この助言は必ずしも，有用ではありません。

大切なことはただ一つ。「時間制限を守る」ということだけです。「お昼の20分で話をしてくれ」とお願いしているのに，40分経っても60分経っても話が終わ

らないのでは，どんなに偉い先生の素晴らしいお話でも，ルール違反です。

ネガ・スライドが主流であった時代の学会発表においては，「スライドは12枚まで」といった枚数制限が存在する場合がありました。これは，特別講演などを除き，スライド・ホルダーにマウントできるスライドの数に一定のキャパシティーがあったためです。

発表前にメモリースティックを渡すだけで準備ができてしまう現在，枚数や容量に関する制限は，本質的な問題ではありません。もちろん，枚数が増えていけば，説明のために要する時間も増えていきますので，制限時間内にすべてのスライドを流すためのプレゼンテーション技術をしっかり身につけておかなくてはなりません。

上手なプレゼンテーターは，一枚一枚のスライドに気を奪われることなく，話の骨子をズバリと伝えながら，与えられた時間に応じて臨機応変にスライドを流していくことができるものです。繰り返しますが，大切なことは，すべてのスライドを映写することではなく，あなたが視聴者に話したいことを語りかけることです。

■ビデオ（動画）はスムーズに再生できるように

ビデオ（動画）がある場合，スライド・ファイルをいったん終了してから，そのビデオ・ファイルを起動・再生すると，時間の無駄になります。あらかじめ，音声クリップやビデオクリップとしてスライド・ファイルの中に組み込んでおくことにより，スライド上のワンクリックだけでスムーズに再生することができるようにしましょう。

なお，コンピュータやプロジェクターの規格の違いによって，映像だけが出なかったり，映像は出ても音声が出なかったりといったトラブルは付き物なので，事前に予行し，映像と音声の双方が正しく流れることを確認しておく周到さが必要です。

> **スライド作成のコツ**
> ❶文字は大きく，読みやすく。（Triple Sevenの原則）
> ❷枚数よりも時間制限にこだわろう。
> ❸音声・動画はワンクリックで再生できるように。

配布資料作成のコツ

■規格

配布資料は，A4判またはA3判で作成します。

■配布のタイミング

配布資料を渡すタイミングを意識しておくことは重要です。

a)最初に配布する場合

資料を最初から渡してしまうと，プレゼンターの顔も見ずに，最初から最後まで，その資料を読むことに夢中になってしまう人が必ずいます。プレゼンターに関心を引きつけておくためには，「資料にはあまり目を落とさず，まず，私の話を聞いてください」といった誘導が必要かもしれません。

また，プレゼンテーションの途中に，プレゼンターから参加者に向けて質問や意見交換の誘導をするなどのようにインタラクティヴ（双方向）なプレゼンテーションを展開したい場合には，最初から資料を配布してしまうと，参加者が資料を勝手に読み進めてしまい，事前に解答や参考情報を見てしまうという難点があります。この事態を避けるためには，「指示があるごとに，ページをめくってください」などの誘導が必要です。

b)最後に配布する場合

配布資料を渡さないで，プレゼンテーションを始めると，ノートをとることに夢中になり，話の全体像を見渡せなくなってしまい，質疑応答や討論にうまく加われない参加者が出てきます。この問題を回避するため，「発表の最後に，資料をお渡ししますので，スライドのメモを取る必要はありません」などのように前置きしてから話を始めます。そして，終了時に資料を配布します。ただし，この方法を採用しても，「途中で対応する部分ごとにメモを残したかったので，やはり最初から資料を配ってほしかった」という感想をもつ人が必ず出てきます。

最後に資料を配布する場合の変法ですが，ペーパー版の資料はいっさい渡さず，会の終了後に参加者全員に電子メールで電子版を配布したり，申し合わせた web site に当該資料を upload することにより自由に download できるようにしたりという方法も有効です。

c)必要に応じて渡していく場合

a)と b)で見てきたとおり，資料は最初に渡すにしても，最後に渡すにしても，何がしかの問題があります。折衷案として，プレゼンテーション中，パートごとに，資料を小出しに配布していく方法があります。こうすれば，参加者は常時，メモを取るための余白をアップデートしてもらえることになります。また，プレゼンターにしても，資料の中で開示してあるその日のテーマの鍵ないし解答を，最初から参加者に渡してしまわずにすみます。

ただし，この折衷案は，参加者の人数が多い場合，資料の頻回配布にトータルで時間を取られてしまうという難点があります。

以上，資料の配布について3つのパターンを示しました。どの方法にも長所と短所がありますので，プレゼンテーションの目的に応じて使い分けるようにしてください。

配布資料作成のコツ

❶指定された規格に従おう。
　※特に指定がない場合は，A4 判または A3 判で。
❷配布のタイミングを考えよう。
　a．最初に全部配る。
　b．最後に全部配る。
　c．プレゼンテーション中，必要に応じて小出しに配る。

臨床病理検討会における症例プレゼンテーション

■必須の準備

　臨床病理検討会（CPC）における症例プレゼンテーションの形式はさまざまです。しかし，どのようなスタイルで行うにしても，当番プレゼンターに必須の準備があります。何でしょうか？

　答えは，「CPC に同席する予定となっている病理医と，事前に打ち合わせを行うこと」です。その席で，以下の3点を打ち合わせてください。

臨床病理検討会前の準備事項

❶病理医に，症例の臨床情報をすべて開示します。この際，病理医は，病理医の立場から，その臨床情報についてさまざまな質問をしてくるでしょう。
❷病理医があなたに，その症例の病理情報のすべてを開示します。この際，あなたは，臨床医としての立場から，その病理情報について，さまざまな質問をします。
❸最後に，症例全体として，どのような臨床診断と病理診断に落ち着くか，問題点は何か，その問題点は文献調査により解決できるか，解決できない問題点にどう対処するか，これらを共有しておきます。

　CPC に慣れたベテランの臨床医と，同じくベテランの病理医が担当するセッションであれば，事前の打ち合わせは不要かもしれません。その一方で，医学生，研修医，若手医師による CPC ではしばしば，臨床所見と病理所見の間に存在する矛盾や乖離が CPC 当日のその場で初めて明らかになり，発表している当人たちばかりでなく，参加している医師たちも，途方に暮れてしまうことがあります。成功といえる，すなわち，参加者にとって教育的である CPC を定期的に開催していくためには，担当の臨床医と病理医による打ち合わせは必須です。

　参加者に「時間の無駄だった」と思わせないためにも，病理医の元に赴き，事前に，十分な討議と調査を行ってください。これは，臨床能力を伸ばす秘訣でもあります。

■ CPCにおけるプレゼンテーションのフォーマット

　Traditional formatで行うことが伝統です。所属施設において，他に指定がある場合には，それに従います。また，いつも行われているフォーマットと異なるフォーマットでプレゼンテーションを行いたい場合には，事前にアナウンスするか，プレゼンテーションを開始する前にひと言，理由も添えて，その旨を述べましょう。理由は，第4章第2節④不意打ちを避ける（154頁）を参照して下さい。

学会発表における症例プレゼンテーション

　症例プレゼンテーションが行われる学会発表の状況は，大きく2つに分けることができます。ひとつは「口演発表」，もうひとつは「ポスター発表」です。

■ 学会発表の特殊性

　学会における「口演発表」は，自分が所属する施設における通常の症例プレゼンテーションと比較して，以下の点で異なります。

> **学会発表における症例プレゼンテーションの特殊性**
> ❶プレゼンテーションにも討論にも，厳しい時間制限があります。
> ❷どのような参加者が来るか予測がつきません。
> ❸照明が落とされます。
> ❹演壇を使用します。
> ❺マイクを使用します。

①時間制限

　以前は，残り時間を，赤や緑といった色のランプやその点滅で教えてくれました。また，現在では，PC画面およびスクリーン上に残り時間とスライドの残り枚数が自動表示されます。しかし，いつもそのようなサービスを利用できるとは限りませんので，発表時間の管理は自分で行えるように，真っ暗ななかでも見ることができる時計を持参しましょう。

②参加者の予測がつかない

　どのような参加者が来るのか予測がつかないことが，発表前の緊張の原因であることはいうまでもありません。発表内容に対して，間違いの指摘，故意に意地悪な質問，感情的な反論がなされることも稀ではありません。これらに対して備えをしておく必要はありませんが，時間があれば，学会抄録集に目を通し，自分自身の発表に類似するテーマ，内容の演者がいないかどうか，そして，その抄録では，何が主張されているかを理解しておくと，少しは安心の材料になるかもしれません。ただ，揚げ足取りな質問に備えることが学会参加の目的ではありませんから，あなた自身の本来の目的に対して事前にしっかり準備をしていけば，そ

れで十分です。
③照明

　照明はスクリーンを見やすくするために落とされますが，皮肉なことに，プレゼンターから会場の参加者の表情が見えなくなってしまうことや，会場からプレゼンターの顔が見えなくなってしまうこともしばしばです。プレゼンターにとっては，自分の声とスライドの内容のみがプレゼンテーションの印象を決定づけてしまうことを意味します。これは，ボディ・ランゲージが果たす役割が極めて制限されるということでもあります。

④演壇の使用

　演壇を使用しますと，参加者に対して，自分の上半身しか露出しませんから，これも，ボディ・ランゲージの制限を意味します。

⑤マイクの使用

　マイクの使用は，発声の補助になりますので，歓迎すべきことですが，マイクスタンドにマイクが固定されている場合は，自分の姿勢が，前傾かつ顎が突き出た格好になってしまいがちなので，注意が必要です。口演開始前に，マイクの高さと位置を，きちんと背筋を伸ばして話をすることができるように調整しておきたいものです。

　また，マイクを，右手か左手か，どちらか一方の手に握る場合には，片手を拘束されることになります。読み原稿を抱えている場合や，スライドの進行を自分で行う場合には，マイクを持っている手と，原稿やスライド操作装置（コンピュータのキーボードまたはそのリモコン）を取り扱う手が，不器用に交差してしまったりすると，進行が遅れてしまいます。どちらの手で，何を持ち，何を操作するか，これも，口演開始前に，設定しておきましょう。

　「ポスター発表」の場合，座長または司会，そして，参加者が，プレゼンターであるあなたを取り囲むという構成で，マイクを使用することもなく，照明を落とすこともありませんので，「口演」よりは気が楽でしょう。どちらかというと，病棟回診における症例プレゼンテーションに近い雰囲気となります。しかし，「口演」の場合と同じく，①時間が明確に制限されていること，②初対面の参加者がいること，に注意しましょう。また，会場となっている空間が巨大であることがしばしばで，大きな声を出さないと全員に声が届きません。

■学会発表におけるプレゼンテーションのフォーマット

　Traditional format で行うことが伝統です。参加学会から特に他の指定がある場合には，それに従います。また，いつも行われているフォーマットと異なるフォーマットでプレゼンテーションを行いたい場合には，プレゼンテーションを開始する前にひと言，理由も添えて，その旨を述べましょう。理由は，第4章第2節④不意打ちを避ける（154頁）を参照して下さい。

■**学会発表用の原稿を作成する際の注意点**

　学会発表の大部分が，原稿の棒読みであるという点は，改善されるべきでしょう。この点が改善されれば，日本人がもっている素晴らしいコンテンツが，世界のなかでより正しい評価を受けるようになるでしょう。

　しかしながら，学会発表のようにformalityの高い発表の場では，「やはり読み原稿を手に持って臨みたい」と不安をお感じの方が多いと思います。理想を言えば，読み原稿なしで発表をしたいものですが，それだけの経験と力量がない場合には，以下の諸点を参考にしてください。

> **読み原稿作成のコツ**
> ❶ワープロで作成し，ファイルをバックアップしておく。
> ❷14ポイント以上のフォントサイズを使用する。
> ❸両面印刷ではなく，片面印刷とする。
> ❹読み原稿のページは，スライドと「一対一対応」としておく。
> ❺ページ番号を振る。昇順でもよいが，降順も有用。

①ワープロでつくる

　編集の便宜，読みやすさの便宜を考えて，手書きや走り書きではなく，必ずワープロを使い，電子ファイルに残しましょう。USBスティックにファイルを入れて持ち歩けば，万が一ペーパー原稿をなくしたときでも，すぐに再出力できます。また，次のフォーマルなプレゼンテーションの機会にも，まず，それを取り出し，見直すところから，準備を開始できます。

②フォントサイズは14ポイント以上

　距離を離しても，また，暗闇でも読めるように，大きめのフォントサイズを使用します。学会発表の際は，緊張を強いられますし，また，照明も落とされますので，14ポイント以上の大きさがよいでしょう。言い忘れてはならないキーワードについては，丸で囲んでおく，下線を引くなど，自分なりの規則を立てます。照明が落とされてしまうと，せっかくカラー印刷をしていても，黒と赤と青の判別が困難になってしまうことがありますので，色による識別は避けたほうが無難です。

③片面印刷

　紙面の繰り延べを行いやすいように，片面印刷にします。両面印刷にしてしまうと，紙を裏返し，また，元に戻す手間が増えてしまいます。

④スライドと読み原稿を「一対一対応」にする

　スライド一枚に対して，読み原稿用のメモ用紙一枚と，必ず，スライドと読み原稿を「一対一対応」にするとよいでしょう。

⑤ページ番号を振る

　原稿には必ずページ番号を振ります。そうでないと，間違って，落として，バ

ラバラになってしまった場合，整理に時間を取られてしまいます。またページ番号は，昇順（1，2，3，4，5…）ではなく降順，すなわち，カウントダウン式（…，5，4，3，2，1）にふっておくと，発表のとき，残りのスライド枚数が一目瞭然となり，時間配分の調整に役立ちます。もちろん，昇順でもよいのですが，一度，降順を試みてはいかがでしょうか。

> ●学会で症例報告を行う際の演題名について
> 　院内CPCや学会（地方会）でよく見かける症例発表のタイトルに，「診断に苦慮した1症例」，「治療に難渋した1症例」，そして「稀な1症例」があります。これらのタイトルは，フォーマルなプレゼンテーションのタイトルとしてふさわしくないはずなのですが，なぜか野放しにされています。
>
> （1）「苦慮」や「難渋」は当たり前
> 　プレゼンターが所属する診療チームにより，その症例の診断または治療が「難しかった」，あるいは，「難渋した」と表現されることがあります。実際，そういう経験は日常茶飯ですから，その語を使用したい気持ちはわかりますが，それを，学会発表という公の場における，症例プレゼンテーションのタイトルとしてつけることは好ましくありません。
> 　「難しかった」「難渋した」ということは，発表主体の主観であり，視聴者である私たちにとっても，そうである保証はどこにもないからです。事実，よくあるパターンは，発表者自身はとても苦労したと思っていても，その発表を聞きに来ていたある医師は，類似症例の治療の専門家で，なんの困難もなく成功裡に診療できているといった場合が存在します。
> 　「珍しかった」，「たいへん苦労した」と印象づけることにより学会発表の演題として採用されることを狙う意図はよく理解できますが，主観的な表現は加えないことがプロフェッショナルの基本的な掟です。
>
> （2）本当に「稀」？
> 　「稀」といった定性的な言葉も，症例のタイトルにはふさわしくありません。「日本で○例目の……」や「世界で△例目と認知された……」が適切です。
> 　「稀な」症例に学会発表の価値があるとするならば，それは，稀ではあっても，従来，信じられてきた知見を覆す，あるいは，新しい知見を付け加えるような症例だからでしょう。したがって，タイトルには，「稀」という言葉よりも，その「稀」であることが医学にもたらしたインパクトを演題名に含めるほうが建設的です。

機材・配布資料を用いる際の危機管理

　何も器材を使用しない肉声で行うプレゼンテーションであれば，通常，危機管理は不要です。しかしながら，スライド，配布資料，マイク，映像などに依存したプレゼンテーションを行う場合には，スライドの投影，配布資料の印刷，視聴覚システムの調整に関して，トラブルが発生しうるということを意識しておく必要があります。特に，学会発表のように，不特定の大人数を相手に，時間どおりに進行していく場合には，やり直しができないだけに，自分自身で責任をもてることについては細心の注意を払いましょう。

　例として，3つの状況を示します。テクノロジーに高度に依存している私たちが，実際に経験しうる状況です。

アクシデント①

学会発表の会場で，突然，プロジェクターの信号が停止しました。バックアップのプロジェクターを会場の係に依頼しましたが，手間取りそうです。あなたに割り当てられている時間は10分で，すでにカウントダウンされています。あなたの発表に続いて，休憩なく，5人×10分＝50分の発表が行われる予定です。どうしますか？

アクシデント②

医学部における集中講義の場で，AVに関する電源のいっさいが停止してしまいました。担当者に点検してもらいましたが，10分経過しても，解決しそうにありません。あなたに与えられている講義時間は，本日，途中2回の休憩をはさんで，これから合計180分。どうしますか？

アクシデント③

聴講者100名を超える大講堂で，特別講演を開始しました。マイクがハウリングを起こし，不快な音を発します。ほどなく，会場の係がマイクを変えてくれましたが，再度，同じ現象が生じます。立ち位置を変えてみるなどしてみましたが，あまり変わりません。どうしますか？

これらの状況を経験してみてわかることは，視聴覚機器がなくても，視聴者に対して効果的にプレゼンテーションができるように，普段から心と体の準備をしておく必要があるということです。

コンピュータおよび視聴覚機器によくあるトラブル

❶ 持参したファイルを，その場で開くことができない。
❷ ファイルを開くことができても，文字化け，レイアウトがずれる，映像が出ない，音声が出ないなど再生に関して異常が生じる。
❸ 会場のコンピュータ，プロジェクター，音声システムが，停電や機器の故障などによって，一部または全部が使用不可能である。
❹ プリンターのインクが切れて，配布資料の印刷ができない。交換用のインク・カートリッジもあいにく手に入らない。

特別講演や学会発表といったフォーマルな場であればあるほど，プレゼンテーションに対する備えの有無が試されることになります。「動かない」といって，いつまでも機器の調整に固執している姿は，とても情けないものです。ましてや，

会場の担当者に八つ当たりするなどは，論外です。上記のようなトラブルに対する解決は，以下の4点です。

> **フォーマルプレゼンテーションに向けての危機管理**
> ❶視聴覚機器の代用となる配布資料を準備しておく。
> ❷自分のパソコン，プレゼンテーションファイル入りUSBスティック，配布資料の原版ペーパー，レーザーポインターを持参する。
> ❸スライドに頼らないプレゼンテーションを日頃から心がける。
> ❹マイクに頼らないプレゼンテーションを日頃から心がける。

①視聴覚機器の代用となる配布資料を準備しておく

もともと配布資料がある場合には問題ありませんが，発表内容に関して資料を配布する必要を感じていない場合でも，視聴覚機器が使用できない場合を想定し，事前に配布物の印刷を主催者に依頼しておきます。本当に重要なプレゼンテーションであれば，それぐらいの準備は当然です。

学会ではそのような方法は通常，不可能ですが，参加者は抄録集を持っていますから，それに目を落としながら聞いてもらえばよいでしょう。授業の場合には，プリントを配布したり，教科書が指定されていたりしますから，その内容が，当日，AV機器が使用できなくても，理解を支えるに足るか否かを，事前に吟味しておきます。

②自分で準備できる範囲のバックアップ

プロジェクターやマイクに至るまで自分で準備する必要はありません。また，配布資料を参加者の数だけ自分で持参する必要もありませんが，以下の4点を準備しておけば，通常のリスクにはほぼ対処できます。

　a)自分のmobile PC

会場に準備してもらったPCが不調の場合は，他人のPCを臨時に提供してもらうよりも，なんといっても，自分のPCを立ち上げたほうが，すべてにおいて，時間の節約になります。一方，最初から，自分でPCを持参する旨，宣言している場合にも，会場に予備のPCを1台，準備しておいてもらうことは当然です。

　b)配布資料を出力印刷したもの

配布資料については，事前にファイルを電子メールで送り，部数を揃えておいてもらうことが多いと思いますが，それでも，念のため，自分用のコピーを一部，出力印刷し，書類入れの中に入れておきます。万が一，配布資料の準備に不手際があった場合には，持参したその一部から，コピーを作成してもらうことができます。

　c)使用するファイルを収めたUSBスティック

自分のPCがまさかのときに作動しないという確率も，極めて小さいながら，あります。USBスティック，またはそれに準ずる記録媒体に，使用するファイ

ルをコピーしておけば，他人のPCを利用して，急場をしのぐことができます。

　　d）レーザーポインター

　借り物のレーザーポインターはしばしば，電池が消耗していて十分な明るさが得られないことがあります。自分専用のレーザーポインターを1本持ち，事前に，電源を点検しておくようにしましょう。

③**スライドに頼らない明快な表現力**

　パワーポイントやビデオなどのビジュアルがなくても，自分の言葉だけで，視聴者に，いきいきと，自分の発表内容を伝えることができる表現力を，日頃から養っていきましょう。彫りの深い言葉を選択し，それらを論理的に構成する力です。読書をする，意識して他人のプレゼンテーションや講演を聞き，よい表現を身につけていくなど，知性の向上にも努めたいものです。

④**マイクに頼らない大きな声**

　マイクが故障，あるいは，ハウリングや混線など不快な雑音が入ってしまう場合には，マイクなしで話をするという決断が必要になります。マイクがなくても，大会場において，100名程度の聴衆を相手に，60分程度，自分の生の声で話ができる声量と体力は，普段から，養っておきましょう。発声訓練を行う機会は探せばいくらでもあります。

　①と②は直前の準備で間に合いますが，③と④は，その場や，前日の準備だけで克服できる事柄ではありません。危機管理には日頃からの備えが大切なゆえんです。

第5章 症例プレゼンテーションの指導

教え子が，自分と家族，そして，コミュニティの，未来の主治医となる。

■本章の概要

　第5章では，症例プレゼンテーションおよび症例検討会を指導する立場にある医師に向けて，指導する際の心構え，ちょっとしたコツと注意点をまとめてみました。

　もちろん，学ぶ側に立つ医学生や研修医の方が読まれても得るところがあるでしょう。教える者（teacher）も学ぶ者（learner）も，あくまで役割関係にすぎないので，現実を生きる私たちは，医療従事者として，生涯，双方の役割を担い続けます。学び，実践し，教える。英語では，"see one, do one, teach one". といいます。これが，私たちの職業（medical profession）の基本的なサイクルです。

第5章 症例プレゼンテーションの指導
Oral Case Presentation

1.症例プレゼンテーション指導 7つのポイント

本章では，症例プレゼンテーションおよび症例検討会を指導する立場にある医師にとって役立つ情報を，7つのポイントに絞って紹介します。

> **症例プレゼンテーション指導　7つのポイント**
> ❶自ら率先して，プレゼンテーションの手本を示しましょう。
> ❷プレゼンテーションスキルについて，よい点はよいと認め，改善すべき点は具体的な指針を示します。
> ❸ともすればチーム内に蔓延しがちな「甘え」の芽を摘みましょう。
> ❹結論を述べる習慣を身につけさせましょう。
> ❺「読み書き」よりも「聞いて話すこと」の重要性を強調しましょう。
> ❻抜け落ちてしまいやすい項目を絶えず意識させましょう。
> ❼初心者に対しては，traditional formatの練習からスタートし，consultation formatなどの変法はその先の課題としましょう。

①自ら率先して手本を示す

症例検討会を率いるにあたってもっとも大切なことは，医学生，研修医，若手医師が行う症例プレゼンテーションについて，あるいは，その症例について議論する際の臨床思考(clinical reasoning)について，ただ批判したり，コメントを与えたりするだけでは，不十分だということです。臨床医学を学びたいと考えている若手医師は，批評家には指導を仰ぎません。

現在の医学教育のシステムでは，医学生，研修医の時代に，十分な症例プレゼンテーションのトレーニングを受けることはできませんから，指導の第一歩は，症例プレゼンテーションを，指導医自身が実際に目の前で行って見せてあげることです。

一定の型を手本として絶えず示し続けることにより，参加者全員に常識(common sense)が共有されれば，しめたものです。

検討会のなかで行われる議論については，なかなか，一定の型(スタイル)に従うことは難しいでしょう。それでも，できることはあります。議論の途上で，絶えず，「自分ならば，こういう理由で，こう考えるが，みんなはどう思うか」と，

声に出して，問い続けることです。すなわち，自分の頭のなかに，医師として，自然に生起してくる思考を，その場に居合わせる者全員に，明瞭に提示することです。英語では，この態度を，「Think out loud」，または，「Think aloud」といいます。「考えていることを声に出して発言すること」です。

指導医自身が，間違いを恐れず，自ら学び，成長しようとする姿勢を，全員の前で示し続けることが，その集団の構成員に最大の安心と最良の教育を与えます。

②問題点と改善策を具体的に示す

近年，日本の医学教育においては，「まず，ほめる」といった指針が，非常に安易に流布され，大勢の指導医がそれを真に受けて，唱和しています。

もちろん，よい点があれば，ほめればよいでしょう。問題は，「よい点がなくても，ほめなければならない」と理解している指導医が多い点です。

むやみにほめられても，指導される側の医学生，研修医，若手医師も，指導医が心の底からそのほめ言葉を発していない限り，わざとらしさを敏感に見抜いてしまいます。

「ほめて，ダメな点を指摘して，また，ほめる」というサンドイッチ法も，日本においては，ベストではありません。その理由は2つあります。第一に，「三段跳び」の論法は時間がかかりますので，日本の医療のように，少ない医師で多くの患者の診療に責任をもっている状況では，長続きしない可能性があります。第二に，「三段跳び」は，論理的な思考に慣れた欧米人には適していますが，指導する側も，指導される側も，討論することになれていない日本では，真の問題点を指摘できないまま，形だけを真似する結果に終わりがちです。

短時間で，効率のよい指導を行いたいのであれば，しっかりとした信頼関係があることを確認したうえで，以下の《二段跳び》の方針を採用してみてください。

「二段跳び」の指導法

まず，良かった点を具体的に指摘し，次に，改善点を具体的に指摘する。

「良かった点を指摘する→改善点を指摘する→良かった点を指摘する」の三段論法でなくても，言葉の選び方や語りかけ方の調子ひとつで，「良かった点を指摘する→改善点を指摘する」の二段論法だけで十分です。これにより，指導にかける時間を短縮することができますし，無理して良い点を2つも探す努力をしなくてもすみます。

> ### 「二段跳び」の指導例
>
> 　「高田さんのプレゼンテーションは，常に，きっちり，traditional formatに沿っていますね．聞いていて，構造が明確なので，わかりやすいです．ただ，前にも一度，指摘したことがあるけど，サマリーが，それまでの病歴，身体所見，検査所見をもう一度，そのまま繰り返しているようなところがあって，聞いていて，長く感じます．そう思いませんか？」（ここでポーズ，相手の反応を待つ）
>
> 　「サマリーは，一文，多くても，二文でまとめるとよいと思いますよ．そうでないと，サマリーになりませんしね」（ここで，もう一度ポーズ）
>
> 　「これから2週間のなかで，5～6回，症例プレゼンテーションの機会があると思いますが，その度ごとに，終わった後，少しだけ時間を取って，その時のサマリーの出来具合について，短く話し合いませんか？　そうすれば，その後は，きちんと，サマリーができるようになると思いますよ．2週間のサマリー訓練，ですね」

　この例の論点は，「良い点」を指摘することではなく，「改善点」の存在を理解し，どのように改善を図っていったらよいかの助言です．あえて極論すれば，「二段跳び」の論法において，「良い点」の指摘はレトリック（修辞）にすぎないのです．改善点についてきちんと話をするための枕として，良い点を話題にしているのです．

　「改善点」の指摘において最も重要なことは，指摘しっぱなしにしないことです．相手がそのコメントを得たことにより，具体的な努力目標が見えるようになり，また，その目標をある一定の期間内に達成するべく次の一歩を踏み出すことが大切です．したがって，コメントが終わるまでの会話において，改善すべき点，改善目標，改善方法，達成期限（チェックの時期）を，明確に設定することが大切です．

　上記の例においては，以下のような戦略で話をしていました．

> 改善のための具体的な戦略：
> ・問題点：症例プレゼンテーションにおけるサマリーが長すぎる．
> ・改善目標：サマリーを一～二文でまとめることができるようになる．
> ・改善方法：プレゼンテーション後に毎回，サマリーについて短く話し合う．
> ・達成期限：2週間以内

③「甘え」を絶つ

　症例プレゼンテーションに関して，日本の医学生と研修医に最も顕著な傾向は，

診療録に記載された患者情報を断片的に羅列していくだけで，評価が曖昧，明確な方針も打ち出されないままに終わってしまうことです。聞いている側としては，問題点を他人に整理してもらい，他人に結論を出してもらおうとする依存的な態度と映ります。そのようなプレゼンテーションの典型例を第１章(23〜25頁)で示しました。

症例検討会を率いる指導医は，次の２点を忘れないようにしたいものです。

１）症例プレゼンテーションは，整理された患者情報だけでなく，それに対するプレゼンターの見解，すなわち，評価とプランが伴って初めて完成とみなされます。プレゼンターは，プレゼンテーションの最中または全体討議のなかで，診断と治療に関する方針を明確にし，疑問点や論点がどこにあるかを表明する必要があります。

２）ここで言う「甘え」とは，集団の意思決定を促進するために必要な自己の意思決定を行わない態度です。こういった依存的な(dependent)チームメンバーを何人集めても，チーム医療は成立しません。チーム医療とは，依存を克服し独立した(independent)チームメンバーが，相互に協力しあう(interdependent)ところに生まれるものです。この目的のために，チームメンバーは，常に，独立して思考と意思決定を行うことを要求されます。そのうえで，メンバー一人ひとりの意見を，チーム全員で吟味し合い，チームとしての意見を叩き上げていくことができるようになるのです。

現実に指導医が行っていくべきこととしては，どんなレベルの医学生，研修医，医師であっても自由に考えていることを口にできる雰囲気づくり，そして，その雰囲気のなかで，明確に評価とプランを述べることができるようになっていくことを忍耐強くかつ暖かく見守る姿勢，これに尽きます。

④結論を述べる習慣，そして結論から先に述べる習慣

一般に，臨床経験の浅い医学生，研修医，若手医師ほど，無用な前置きが多い傾向にあります。これは仕方のないことで，経験もなく，知識もなく，自信が持てない状況では，結論を先に延ばしたい，あるいは，言わないですむなら言わないですませたいという気持ちは当然です。

診療や教育の場では，単刀直入で，曖昧さのない明快なコミュニケーションが求められます。指導医自身も，その態度を身につけておく必要があります。結論を先に述べるということは，結論だけ述べればよいということではなく，最も大切なことを最初に述べ，根拠をその後に続けていくという方式です。

指導医は，「間違っていてもかまわないから……」と励ましながら，まず最初は，プレゼンテーションの最後に結論を述べる習慣を身につけさせます。そして，それに慣れてきたら，冒頭に結論を述べてから，本題に入っていく方法を指導しま

⑤「読み書き」よりも「聞き話し」を重視する

　日本における症例検討会では，スライドに書かれている細かい文字を読み上げたり，配布資料に目を通したりすることに，気を奪われていて，肝腎の参加者同士のコミュニケーションがほとんどまったく行われていない光景にしばしば遭遇します。たとえば，「まず，お手許の資料に目を通してください」という指示のあとに，参加者が各自，資料に集中しはじめ，長い沈黙が続く場合です。また，プレゼンターが，参加者に向かって話しかけるのではなく，映写されているスクリーン上の文章を読み上げるために，参加者にお尻を向けているような場合です。

　私たち人間の情報発信モードは，話すか，書くか，です。そして，情報受信モードは，聞くか，読むか，です。複数の人間がわざわざ時間を割いて集まってきている症例検討会の場では，どのモードを採用してコミュニケーションを行えば最も効率的であるかについて，少し思考を巡らしてみましょう。メモを取ること（書くこと）や資料を黙読することに大半の時間を取られてしまうのであれば，なにも，カンファレンス室に集まらなくてもよいのではないでしょうか。症例検討会を，よどみのない，効率のよい情報交換の場とするためには，書くこと，読むことに気を奪われることなく，聞くこと，話すことに集中しましょう。

> ●日本人が「読み書き優位」で「聞き話し下手」なのはなぜでしょうか？
> 　学会における「原稿棒読み」に代表されるように，日本人の話す行為は，読み書き行為に強く支配されています。実は，この観察は，比較文化論的な観点からも裏づけることができます。
> 　日本語における話す行為と読む行為の間にある曖昧さは，日本語が漢字という表意文字の体系の上に構成されていることに由来します。漢字ひと文字ひと文字の視覚像が直覚的に喚起する意味の広がり。そして，同音異義語の多さ。話を聞くよりも，文書に目を落としたほうが，意味を迅速かつ正確に汲み取ることができるのです。すなわち，日本人は言語的に読み書き優位なのです。
> 　一方，英語においては，すべての単語はわずか26文字の組み合わせで記録されますから，一つひとつの単語を視覚認識により弁別する作業は，音声認識よりも高度の判別能を必要とします。したがって，文書に目を落とすより，話を聞いたほうが理解は速いのです。英語を母語とする人々でも，個々の単語のつづりは，驚くほどデタラメである人が少なからず存在するという事実は，このことに関係しているかもしれません。いずれにせよ，英語圏の人々が言語的に聞き話し優位な所以です。
> 　このように，日本人の「話し下手」は，日本語の構造自体に胚胎している宿命といえるかもしれず，その意味で，英語圏に渡った時，あるいは，英語圏の人々と議論をする際には，それなりの覚悟と訓練が必要となります。

⑥抜け落ちてしまいやすい項目を指摘する

　症例プレゼンテーションでは，なぜかいつも言い忘れられてしまう項目，とも

すれば抜け落ちてしまう項目が存在します。それらを，次頁にまとめました。これらは，いわば，「共通の盲点」なので，教える側も学ぶ側も，意識して，その項目に言及し，言及がない場合には，その内容について再確認していくようにしましょう。

これらのうち，薬物乱用歴，性生活，直腸診，性器診察は社会的な抑圧の対象となっている領域に触れる項目であることから，個人差はあるものの，意識するとしないにかかわらず，医師も患者も避けてしまいがちです。診療に不要な場合には省略してかまいませんが，必要な場合には避けて先に進むことはできません。

それ以外の項目，すなわち，患者IDと主訴，システム・レビュー，呼吸数，全身状態，まとめ，評価とプラン，結論はほとんどの症例プレゼンテーションにおいて，省略不可能です。ここでは，患者IDと主訴，システム・レビュー，呼吸数，評価とプランの4項目について，特に解説を加えます。

症例プレゼンテーションにおいて抜け落ちてしまいやすい項目

- 患者IDと主訴　　　　　Patient ID & Chief Complaint
- 病歴において
    - 薬物乱用歴　　　　Drug Abuse
    - 性生活　　　　　　Sexual Activity
    - システム・レビュー　Review of Systems
- 身体所見において
    - 呼吸数　　　　　　Respiratory Rate
    - 全身状態　　　　　General Appearance
    - 直腸診　　　　　　Digital Examination
    - 性器診察　　　　　Genital Examination
- その他
    - まとめ　　　　　　Summary
    - 評価と計画　　　　Assessment & Plan
      ※診断と治療に関するA＆Pは述べても，患者教育に関するA＆Pが抜けてしまうことが多い。
    - 結論　　　　　　　Conclusion

■患者IDと主訴

「患者IDと主訴」の言い忘れについては，どうしてなのか？　と絶句したくなります。たとえば「この患者さんは，3日前の腹部造影CT検査時，検査室で造影剤を静注した直後から気分不良を訴えられ，検査室の中で意識消失し，心肺停止に陥ったため，直ちに蘇生を施されました……」といったオープニングは，聞き始めた瞬間から，非常に聞き苦しいものです。

「この患者さんは，72歳男性，胆嚢炎疑いで9階東病棟に入院中でしたが，3

日前に施行した造影CT検査時，造影剤によるアナフィラキシー・ショックから心肺停止に陥った患者さんです……」のように，冒頭に患者IDと主訴(ないし診療理由)が来ることによって，症例プレゼンテーションは聞いている医師の頭の中で初めて焦点を結びます。

■システム・レビュー

症例プレゼンテーションにおけるシステム・レビューは，できるだけ簡潔に述べる旨，第2章第1節システム・レビューの項(56頁)においても解説しました。しかし，このことは，診察においてシステム・レビューを行わなくてよいということを意味するものではありません。また，症例プレゼンテーションにおいて，常にシステム・レビューを省略してよいということを意味するものでもありません。

日本の医学教育においては，指導医クラスの方々が，「システム・レビューとは何か？ 聞いたことがない」，「システム・レビューなんてやる必要がない」といったことを自信ありげに平気で述べておられる光景にしばしば遭遇しますが，国際的にはまったく通用しません。医学生，研修医，若手医師の前で恥をかかないためにも，システム・レビューについて，何か疑問があれば，ぜひ，第2章第1節システム・レビューの項(56頁)を読んでください。

■呼吸数

身体所見を述べる際に，バイタルサインがいっさい言及されないことがあります。その場合には，指導医は，「身体所見におけるバイタルサインとは何か？」という確認から開始してあげるとよいでしょう。

バイタルサインに触れられている場合でも，体温，血圧，脈拍までで，なぜか，呼吸数が省略されてしまうことが多々あります。呼吸数は診療パラメーターとして，体温，血圧，脈拍ほどには重要ではないのでしょうか？ そんなことはありません。呼吸数に言及がなかったのは，身体診察の際に測定しなかったからでしょうか？ 正常範囲内であったので重要でないとして省略したのでしょうか？ それとも，単に失念していたのでしょうか？ 呼吸数は呼吸循環動態，酸塩基平衡の重要なパラメーターであり，生命危機にも直結していることから，臨床判断に非常に大きなインパクトを与えます。指導医は，その重要性を，機会あるごとに喚起してあげるべきでしょう。

■評価とプラン

通常，診断(diagnosis)と治療(therapeutics)に関する評価とプランについては，非常に整然と述べられますが，なぜか，患者教育(patient education)に関する評価とプランには，あまり力が注がれません。急性期診療においてはともかく，慢性期診療においては，患者教育が最大の検討課題となる症例が多いことを忘れて

はなりません。

　以上述べた抜け落ちてしまいやすい項目は，毎回，必ず触れなければならないというわけではありませんが，いずれも非常に重要な項目なので，省略された際には，診察ないし評価を行わなかったから言及しなかったのか，所見が陰性（negative）だから省略したのか，今回の症例プレゼンテーションにおいてたまたま言い忘れたのか，いずれの理由によって言及されなかったのか，確認しあう習慣が大切です。

⑦初めに Traditional Format ありき

　昨今，日本の医学教育においては，traditional format による症例プレゼンテーションを軽視，あるいは有害視し，最初から簡略化された短いプレゼンテーション（focused presentation または bullet presentation）を強要する光景が見られます。大学附属病院においても，臨床研修病院においても，指導的な立場にある医師たちから，「今の学生は，症例のプレゼンテーションをさせると，関係ないことまで，すべて述べようとする。手短にプレゼンテーションするということを知らない」，「研修医になっても，状況に応じたプレゼンテーションができない」といった感想を聞かされることがしばしばです。

　この指摘は事実なのだと思います。すなわち，日本の医学生，研修医，若手医師は，診療の文脈と状況に最も適した症例プレゼンテーションのフォーマットを自動的に判断し選択することが苦手です。しかし，だからといって，「手短にプレゼンテーションするコツ」をとりあえず叩き込もうとする態度には問題があります。

　というのも，若手医師らの症例プレゼンテーション能力が育たないルーツには，そもそも，traditional format による症例プレゼンテーションの教育を受けていないことがあるからです。これは，症例情報を完全な形で取り扱ったプレゼンテーションを行った経験がない，ということです。そのような状況で，指導する側の医師が，いきなり，実践的なスタンスで症例プレゼンテーションを指導しても，指導を受ける側には，その本当の意味と価値が理解できないにちがいありません。

　症例プレゼンテーションの指導は，traditional format に習熟することを第一の課題とし，その後，ICU format, assessment-oriented format, consultation format のように，目的に特化し，縮約された型のトレーニングに取りかかるとよいでしょう。

　「こいつは，コンサルテーションの仕方も知らない」という指導医の嘆きはもっともなのですが，だからといって「コンサルテーションの仕方」だけを指導しても始まりません。しつこいようですが，そもそも，患者情報を完全に盛り込んだプレゼンテーションを知らないのですから，そのなかから，何を必要と考えて残し，

何を不要と考えて言及しないかについての感覚をもちようもないのです。教えるべきは，まず，traditional format による完全プレゼンテーションです。第1章および第2章において，traditional format による症例プレゼンテーションについて詳細に解説を行っていますので参照してください。

第6章 音声CDで学ぼう！英語症例プレゼンテーションの実際

Oral Case Presentation

今日，無心に取り組んだことが，20年後に自分自身を支える糧となる。

■**本章の概要**

　第6章は，英語による症例プレゼンテーションです。本章を通読していただくにあたっては，第1章から第5章までを読み終え，日本語による症例プレゼンテーションに慣れ親しんでいることが理想です。日本語を母国語とする読者の場合，日本語による知識と技能をしっかり確立しておくことが，長期的に見て，英語によるプレゼンテーション習得の大きな支えとなり，助けとなるからです。

　第1節から第3節までは，「森を見て，木を見て，枝を見る」の順序でレイアウトされています。「森→木→枝」の順序で学習することが難しいと感じる場合，「枝→木→森」の順序で読み進めていただいてもかまいません。第4節では，「落ち葉拾い」を行います。この節は，英語による症例プレゼンテーションを行う際に直ちに役立つ知識と技術を，オムニバス形式で集めてみました。

第6章 Oral Case Presentation

音声CDで学ぼう！ 英語症例プレゼンテーションの実際

1. Oral Case Presentation

　第1節では，7つの症例を通して，英語プレゼンテーションの実際を経験してみましょう．パーツ・プレゼンテーションではなく，フル・プレゼンテーション（full presentation）を示します．すなわち，枝や木を見るのではなく，森を見る練習です．

　前半の4症例は，一般外来，救急外来，病棟の3つの診療空間における患者を取り扱っています．最も一般的なプレゼンテーションのスタイル traditional format に従ってみましょう．

　後半の3症例は，traditional format とは異なるスタイルをご紹介することに充てます．Consultation format，assessment-oriented format，ICU format の3種類を見ていきましょう．

　なお，本章の英文校閲および音声CDの吹き込みは，編集協力者のAlan T. Lefor 氏（自治医科大学教授）に行っていただきました．英語プレゼンテーションの実際の呼吸をCDで体験してください．

Track 01 In the Clinic (1)

62歳・男性が右足の痛みで，一般外来を初診します．

A 62-year-old male in the Outpatient Clinic （和訳は，第1章4頁）

This is a 62-year-old homeless Caucasian male who came to the clinic for the first time complaining of a two-week history of right foot pain.

HPI: The patient was in his usual state of health until approximately two weeks ago when he accidentally stepped on a broken bottle and cut his right heel on a piece of broken glass. The pain gradually worsened and now he can't bear any weight on that foot. He described the pain as constant and throbbing and rated the pain 7 out of 10. He noticed that the area of redness and swelling started in the immediate area around the wound and had spread so that now his calf was also involved.

He was not able to give any information about his past medical history. He did admit that he was hospitalized at Hawaii State Hospital a few times, but he did not know why. He used to take medications from a psychiatrist. However, he stopped going to see that physician and has not seen any physicians for the past two years. He denies allergies, and does not remember anything about immunizations or childhood illnesses. He could not relate his family history, and in fact did not know anything about where his family was. His social history is significant only for the fact that he is homeless. He denies drinking, smoking, or any type of drug use. He spends most of his time at Ala Moana Beach Park. Review of systems is unremarkable.

Physical Examination: General: He is a thin white male, appearing slightly older than stated age, with poor personal hygiene. He is alert and cooperative. He favors his right leg. Vital Signs: temperature 102 °F, pulse 90/min., and regular, respirations 18/min., unlabored, and blood pressure 130/88 mmHg. Lower extremity exam reveals a 3-cm wide, shallow ulcer with a necrotic base, and purulent discharge on the right heel. There is erythema, swelling, and tenderness of the right foot and calf. Peripheral pulse examination demonstrates that femoral, popliteal, dorsalis pedis, and posterior tibialis pulses are intact. He has tender palpable lymphadenopathy in the right inguinal area. Neurologically, his right leg is normal. The remainder of the physical examination is normal.

In summary, this is a 62-year-old homeless Caucasian male with a history of unspecified psychiatric illness who presents with a two-week history of progressive right foot pain and now calf pain. Physical examination is significant only for a temperature of 102 °F, with a right heel ulcer and associated swelling, erythema, tenderness, and inguinal lymphadenopathy.

Problem list: #1 Right foot injury, #2 History of psychiatric illness, and #3 Homelessness.

Assessment and plan:
#1 Right foot injury
This wound requires immediate medical attention. We will obtain a culture from the ulcer, order a CBC and X-rays of the foot to rule out osteomyelitis.

We will have daily debridement by a surgical consultant, and place him on intravenous cefazolin, with tetanus vaccination booster.

#2 History of psychiatric illness
We assume that he had been treated for chronic schizophrenia. We will perform a mini-mental status examination and then obtain a psychiatric consultation.

#3 Homelessness.
We will discuss the issue of placement with our medical social workers.

My initial impression is that this patient has a severe cellulitis, possibly with the involvement of the underlying bone. We will arrange for admission to the hospital.

[Based on the HCP9/Unit1.15, University of Hawaii MD Program.]

Track 02 In the Clinic (2)

27歳・男性が，発熱と右上腹部痛を訴えて，一般外来を初診します．

A 27-year-old male in the Outpatient Clinic

[ID/CC]

The patient is a 27-year-old Caucasian male, high school mathematics teacher who presents with two days of right upper quadrant (RUQ) abdominal pain and fever. This is his first visit to the clinic.

[History of Present Illness]

He first started feeling like he had "the flu" about 10 days ago, with symptoms of body ache, fatigue, anorexia, mild nausea and "feeling hot". Two days ago, he developed worsening right upper quadrant (RUQ) abdominal pain, with fevers to 103.0 °F, jaundice of his skin and eyes, and diffuse pruritus. The pain is constant and does not radiate anywhere else in the abdomen. He also noticed darkening of his urine. He has not eaten any raw food recently, and there is no history of recent travel.

[Past Medical History]

He has been healthy. He has no known allergies, and he denies major medical problems. He is not currently taking any medications. He has no history of surgery, and no history of previous blood transfusion. He has not previously received an immunization series for hepatitis B.

[Family History]

His family history is negative for liver disease or alcohol abuse.

[Social History]

He drinks an occasional glass of wine with dinner and never uses illicit drugs. He does not smoke. He is homosexual. He and his partner have been in a monogamous relationship for the past 2 years. They do not use condoms. When last tested approximately two months ago, they were both HIV negative.

[Review of Systems]

He denies vomiting, diarrhea, joint pain, weight loss, cough, sputum, or hemoptysis.

[Physical Examination]

Vital signs: Oral temperature 101.8 °F (=38.8 °C). Respiratory rate of 16/min., unlabored. BP 132/80 mmHg while sitting. Heart rate 88/min., regular. Height 6'0" and Weight 178 lbs (=183 cm, 80.8 kg).

General: He is a physically fit male appearing his stated age. He is alert and cooperative. Skin: Moderately jaundiced with no palmar erythema or spider angiomata. There are no tattoos. Sclerae and oral mucosa are both icteric. He has no Kayser-Fleischer rings. Heart and Lungs: normal. Abdomen: soft, flat, without scars. Normal Bowel sounds present. There is moderate right upper quadrant (RUQ) tenderness to palpation. The Liver span percusses to 15 cm at the right midclavicular line. Spleen is not palpable. Rectal examination shows normal sphincter tone with brown stool, guaiac negative. Prostate is normal. Genitalia: Normal circumcised penis without discharge or ulcerations. Extremities: without cyanosis, clubbing or edema. Neurologic Exam: intact.

[Laboratory Results]

CBC shows an elevated white count with no atypical lymphocytes. Hb, Hct, and Plt: normal. Liver function tests (LFTs): AST 550 IU/l, ALT 400 IU/l, and total bilirubin 4.1 mg/dl. Alkaline phosphatase (ALKP) is elevated to two times normal. Electrolytes, BUN, creatinine, glucose, and amylase are all normal. Hepatitis serology: positive HBs-Ag, positive HBe-Ag, positive IgM HBc-Ab, negative HBs-Ab. The results of HBV DNA level and hepatitis delta antibody are pending. Tests for hepatitis A antibody and hepatitis C antibody are negative. Prothrombin time: mildly prolonged. Urinalysis reveals 2+ bilirubin and urobilinogen negative. Chest X-ray and EKG: both normal. Abdominal films did not reveal calculi, air in the biliary tree, or ileus.

[Summary]

This is a 27-year-old male who presents with acute right upper quadrant (RUQ) abdominal pain, jaundice, and fever. Blood tests reveal a positive profile of hepatitis B. He is homosexual and has a monogamous relationship with his partner.

[Problem List]

All the problems can be discussed based on the working diagnosis of acute hepatitis B.

[Assessment & Plan]

Diagnosis

The patient has right upper quadrant (RUQ) pain, jaundice and fever, which in this age group helps us focus on infectious hepatobiliary etiologies such as hepatitis or liver abscess. However, ascending cholangitis must also be considered. The fact that his pain is constant suggests an intrahepatic process rather than an extrahepatic obstruction. Physical findings are consistent with acute hepatitis, while drug- or alcohol-induced hepatitis is unlikely given the patient's history. An acute onset without weight loss makes cancer less likely. The "AST > ALT" pattern suggests hepatocellular injury rather than cholestatic abnormalities. The hepatitis serology confirms that the patient has hepatitis B infection and in fact, is currently still "infectious". This must be reported to the Department of Health by law. We are now waiting for the results of abdominal ultrasonography.

Treatment & Follow-up

There is no need for hospitalization at this time, because there are no signs of hepatic failure. We will prescribe analgesics for the pain. The patient will also be given Vitamin K subcutaneously. Statistically, he has a very good chance of recovering fully. In the short term, a possible fulminant course is our major concern. We will closely monitor his liver function by scheduling a follow-up visit in one week. In the long term, the risk of persistent, progressive, chronic infection is a significant issue. Again, we will see him regularly to check his serological profile.

Education
His partner should be tested for hepatitis B, and receive the hepatitis B vaccine and hepatitis B immune globulin if he is hepatitis B negative. We will also explain to the patient how important it is for them to practice "safe sex" until the risk of infection is over.

[Conclusion]
This is a patient with acute hepatitis B. We will see him on an outpatient basis, while paying attention to the fact that hepatitis B infections can be fulminant with associated liver failure. Educating the patient to prevent further spread of the disease is important in follow-up.

In the ER

21歳・女性が，増悪する腹痛を訴えて，救急外来に来院します。

A 21-year-old female in the ER

[ID/CC]
The patient is a 21-year-old college student who presents with a 24 hour history of worsening abdominal pain.

[History of Present Illness]
The patient has been healthy and feeling well until approximately 24 hours prior to presentation to the emergency room (ER). At that time, she noted abdominal pain which was mostly in the peri-umbilical region. She rates the pain at 8/10. She has never had pain like this before. Over time, the pain migrated toward the right lower quadrant. She noted that lying still in bed

eases the pain, while walking and moving makes it worse. She has completely lost her appetite and has not eaten for the last 16 hours. Over the last 4 hours the pain is worse, and is now accompanied by nausea. She has vomited once. She has no history of previous abdominal surgery.

[Past Medical History]

The patient takes no medications. She has no previous illnesses. She has no known allergies. She has not had previous surgery, and has never been hospitalized. She is G0P0. She underwent menarche at age 12, and has had regular menstrual periods every 28 days. Her last period ended 3 weeks ago.

[Family History]

Her mother and father are alive and well. She has two sisters both alive and well. There is no family history of cancer, diabetes, heart disease, lung disease, or congenital abnormalities.

[Social History]

She is a college student, studying biology. She is sexually active and uses oral contraceptives appropriately. She denies drug use or cigarette use and drinks alcohol socially. She has no recent international travel.

[Review of Systems]

Review of systems is positive only as noted above.

[Physical Examination]

Vital signs show T 38.5 ℃, P 102/min., BP 122/68 mmHg, R 20/min. In general she is a healthy appearing Caucasian female who is lying still in bed. HEENT exam shows no masses, or adenopathy. Lungs are clear bilaterally. Heart is regular rate and rhythm without murmur, gallop or rub. The abdomen is slightly distended on inspection. Auscultation reveals a quiet abdomen. Palpation shows marked tenderness in the right lower quadrant (RLQ) over McBurney's point with rebound tenderness and guarding. She has a positive Rovsing's sign. Rectal examination shows tenderness to palpation on the right side. She has normal female external genitalia. Extremities are without cyanosis, clubbing or edema. Neurologic exam shows a normal mental status, Cranial nerves II-XII intact, normal sensation and strength throughout with normal reflexes.

[Laboratory Studies]

Normal serum electrolytes. CBC shows a WBC 11.5※ with a left shift. Hb/Hct = 12.5/38. Platelet count 267,000. Liver function tests (LFTs) are all within normal limits. Urinalysis shows 2 WBC/hpf (= high power field) and occasional bacteria. Beta HCG (= human chorionic gonadotropin) is negative.

[Summary]

In summary, this is a 21-year-old female with no previous abdominal surgery, who presents with worsening abdominal pain over the last 24 hours that has migrated from the peri-umbilical region to the right lower quadrant (RLQ). She is anorectic, and the pain is aggravated by movement. On exam, she is febrile and has marked right lower quadrant (RLQ) tenderness with peritoneal signs. CBC shows a WBC 11.5.※

[Assessment & Plan]

#1 Diagnosis

The most likely diagnosis in this patient is acute appendicitis.

#2 Treatment & Follow-up

After a complete discussion of risks and benefits, the patient will be brought to the operating room urgently to undergo laparoscopic appendectomy. Intravenous antibiotics will be given preoperatively. At the time of surgery, pelvic organs can easily be inspected through the laparoscope.

[Conclusion]

This is an otherwise healthy young woman who presents with acute appendicitis and will undergo a laparoscopic appendectomy.

※ WBC 11.5 とは，WBC 11,500/μl のことです。ここでは×10^3 が省略されていると考えてください。

Track 04 In the Inpatient Ward

38歳・女性が，右上腹部痛のため，一般病棟に入院となります。

A 38-year-old female in the inpatient ward

[ID/CC]
A 38-year-old Hispanic female is admitted to the hospital with a two day history of right upper quadrant (RUQ) pain.

[History of Present Illness]
The patient states that she has had this pain intermittently over the last two years, noting an increase in intensity and frequency over the last few months. She rates her pain today as 7/10. She has noted that the pain is associated with eating, especially after eating fatty foods. The pain remains localized in the right upper quadrant (RUQ) and does not radiate, and usually subsides several hours after onset. She has not noted associated fevers but occasionally has nausea.

[Past Medical History]
She takes no medications. She has had an appendectomy in the past. She has also had surgery on her left knee. She has had no serious accidents, and her only prior hospitalizations are for the two operations noted. She is G5P4.

[Family History]
Her mother is alive and has Type II Diabetes Mellitus. Her father died at age 75 of a stroke. She has one sister who had her gallbladder removed at age 30 for cholelithiasis.

[Social History]
She is originally from Guatemala and now lives in Los Angeles. She is married and works as a maid. She denies alcohol use, cigarette use or the use of illicit drugs.

[Review of Systems]
She has occasional difficulty breathing. Her menstrual periods are sometimes lighter than others and are irregular. The remainder of the review of systems is negative.

[Physical Examination]
Vital signs: T 39 ℃, P 110/min., BP 134/76 mmHg, R 20/min. In general, she is a well developed, well nourished Hispanic female in mild distress.

HEENT exam is negative. Lungs are clear. Heart is regular rate and rhythm, without murmur, gallop or rub. Abdomen is distended, and generally soft with marked right upper quadrant (RUQ) tenderness. She has a positive Murphy's sign. There are no signs of peritonitis. Rectal exam shows no masses, no tenderness, and is negative for occult blood. Extremities are without cyanosis, clubbing, or edema. Neurologic exam is normal.

[Laboratory Test Results]
CBC shows WBC 13.5,※ Hb/Hct = 13/39, with normal electrolytes. LFTs (= liver function tests) show T-Bil. 1.9 and otherwise normal. U/A (= urinalysis) is negative.

[Summary]
This is a 38-year-old female with a long history of right upper quadrant (RUQ) pain who presents with an acute exacerbation of this pain which is often post prandial and aggravated by fatty foods. She is febrile and has right upper quadrant (RUQ) tenderness with an elevated white count.

[Assessment & Plan]
#1 Diagnosis
The most likely diagnosis is acute cholecystitis.

#2 Initial Management
The initial workup should include a gallbladder ultrasound which was performed and shows gallbladder wall thickening and peri-cholecystic fluid, consistent with the diagnosis of acute cholecystitis. She should receive intravenous hydration and antibiotics. She can then safely undergo laparoscopic cholecystectomy with intraoperative cholangiography within one or two days of admission, with defervescence of her fever and abdominal symptoms.

[Conclusion]
This 38-year-old woman has a classic history of gallstone disease who presents with fever, significant tenderness and an elevated WBC count, all consistent with acute cholecystitis. This is optimally treated with intravenous hydration and antibiotics, followed by surgery during the same hospitalization.

※　WBC 13.5 とは，WBC 13,500/μl のことです。ここでは×10^3 が省略されていると考えてください。

Consultation Format

昏睡のため救急外来に搬送された78歳・女性について、脳神経外科医へのコンサルテーションを行ってみましょう。

A 78-year-old female in the Emergency Room　　　（和訳は，第3章120頁）

> *We are asked to see this patient in the emergency room with a suspected subarachnoid hemorrhage.*

The patient is a 78-year-old, 110 pound (=50 kg) woman who presents with coma, who is transferred to the emergency room (ER) by ambulance. She was doing well until four hours before when she had dinner with her family. One hour prior to presentation to the emergency room (ER), her son found her unresponsive at home. She has seen her nephrologist for the past twenty years for polycystic kidney disease with hypertension and renal insufficiency (with a creatinine of 3.6 mg/dl). Medications include Norvasc® 5 mg/day, Lasix® 40 mg/day, and a stool softener. Her father died of a "brain attack" at the age of 49. Physical examination reveals T: 36.2 C, BP 190/100 mmHg, P 48/min., regular, R 16/min., irregular. O_2 saturation: 92% on room air and 98% after administration of 3 liter/min oxygen by face mask. The Glasgow Coma Score on arrival shows Eye 3 + Motor 4 + Verbal 1 for a total of 8. There are no signs of trauma. Funduscopic examination reveals right ocular hemorrhage and bilateral papilledema. CT scan without contrast (=contrast material) shows blood in the basal cisterns and the Sylvian fissures bilaterally.

The most likely diagnosis in this patient is a subarachnoid hemorrhage, possibly due to the rupture of intracranial aneurysms which are known to be associated with polycystic kidney disease. The patient is started on intravenous nicardipine (Ca-channel antagonist) and potassium-free fluid. She will be admitted to the intensive care unit for neurologic and hemodynamic monitoring.

Track 06 Assessment-oriented Format

交通事故後,救急外来に搬送された17歳・女性の症例です。

Assessment-oriented format においては,患者の重症度と処置の緊急性に配慮して,患者IDと主訴に続いて,Working Diagnosis とそれに対する Assessment & Plan を最初に述べます。その後,病歴,身体所見,検査所見のなかから,最も重要な情報を,順番に伝えます。こうすることにより,患者の容態の変化のために途中でプレゼンテーションが中断されたとしても,それなりにまとまった情報を伝え切った形で,診療を行うことができますし,また,いつでも症例の討論に戻ることができます。

救急医療の現場では,初動にあたって primary survey → secondary survey の順に患者のチェックを行っていきますので,Working Diagnosis および Assessment & Plan においても,それらの survey による所見を上手にまとめていかなければなりません。

A 17-year-old female in the ER (和訳は,第3章110頁)

ID/CC:

The patient is a 17-year-old female, high school senior, who was brought to the emergency room (ER) by ambulance after a high speed motor vehicle accident.

Assessment:

The patient was the driver of a vehicle struck on the drivers' side with prolonged extrication time and significant passenger space intrusion.

Primary survey shows an intact airway and breathing. Circulation shows an initial pulse of 150/min., and blood pressure of 90/60 mmHg. Large bore IV's are placed bilaterally.

Secondary survey reveals obviously fractured ribs on the left side with related chest wall contusions. Auscultation suggests a left hemopneumothorax. A chest tube is then placed on the left side which reveals a large volume of blood, approximately 1.5 liters, along with some air. This intrathoracic bleed resulted in hypovolemic shock with acute metabolic acidosis and respiratory compensation.

Plan:
Given the large volume of blood from the left chest, the patient will be brought to surgery emergently for exploratory thoracotomy.

(緊急の場合は，ここで一度，プレゼンテーションを中断します。時間的に余裕があれば，さらに，以下の情報を適宜，提供していきます。)

Brief History:
The injury arose from rapid deceleration. The patient drove after drinking and swerved into a concrete wall. The left front side of the car was smashed and the steering wheel bent. There was significant passenger space intrusion with prolonged extrication time. She was not wearing her seat belt. The windshield was intact. She continued to complain of left sided chest pain and progressive difficulty breathing.

Important findings:
Her vital signs were remarkable for a respiratory rate of 34/min., an increasing heart rate from 120/min. at the accident scene to 150/min. in the emergency room(ER) with a steadily dropping blood pressure from 170/100 mmHg at the accident scene to 90/60 mmHg upon arrival in the emergency room(ER). She was pale and in obvious distress. Her breath smelled of alcohol. There were asymmetric chest wall movements with each breath, bruising, crepitus, and subcutaneous emphysema on the left anterior chest wall. There was dullness to percussion on the left side. Auscultation revealed markedly decreased breath sounds on the left side. Her initial arterial blood gas showed: pH 7.32, $PaCO_2$ 32 mmHg, PaO_2 75 mmHg, HCO_3 16 mEq/l, O_2 saturation 92 % on room air.

Other information:
Her extremities were cool to the touch, but there were no signs of traumatic injuries to arms or legs bilaterally. The remainder of the physical examination, including the head, neck, abdominal, musculoskeletal and neurological examination, were normal. The urine was clear. She was previously healthy, and had no prior medications, allergies, or drug use. Menstruation was regular and she denied a possibility of pregnancy.

1. Oral Case Presentation

Track 07 ICU Format

拡張型心筋症の 47 歳・男性が，心不全の急性増悪により，ICU に入室します．

ICU format においては，患者の全身管理上の問題点を最初に全部列挙します．ついで，各臓器システムについて，患者さんの現症を，身体所見，モニター所見，検査所見など，すべて含めたうえで，提示していきます．

A 47-year-old male in the Intensive Care Unit （和訳は，第 3 章 116 頁）

[Identification & Problem List]

The patient is a 47-year-old man, who is married, and an office worker, who was transferred from another hospital.

The patient's problems include: end-stage dilated cardiomyopathy, low output syndrome which is refractory to inotropes and intraaortic balloon pump (IABP), and a congested liver.

He is intubated for mechanical ventilation and put on heparin for anticoagulation.

[History]

15 months ago, the patient was diagnosed with dilated cardiomyopathy by myocardial biopsy. Beta-adrenergic antagonist therapy was initiated. Over the following months, he could work 40 hours per week at his job, although he had chest pain when walking on a slope and nocturnal dyspnea one or two times per week. He denied hemoptysis, chest pain, palpitation, or syncope. One month before referral to the hospital, he developed a productive cough with shortness of breath and fever. He had been admitted to another hospital. He was given supportive care including nitrates, diuretics, and inotropes in the cardiac care unit. His condition slightly improved. However, his cardiac function remained poor, with an ejection fraction (EF) <20 % by echocardiography. Two days before transfer, he developed severe hypoxemia with acidosis. This required placement of an intraaortic balloon pump (or IABP) and the institution of artificial ventilation. He was referred to our this hospital for placement of a left ventricular assist device (or L-VAD).

The patient did not have hypertension, diabetes mellitus, or hyperlipidemia. He has no family history of heart disease or sudden death. He denies drinking alcohol or smoking cigarettes in the past and has no allergies or blood transfusion history.

[Patient Status by System]
General: He is a 175 cm and 61.4 kg male with mild generalized edema. Rectal temperature for the last 24 hours ranged from 37.9° to 37.2 ℃. Skin: normal but cool, without cyanosis.

Central nervous system:
The patient is sedated because of the administration of midazolam. Pupils are round, with isocoria. Reaction to light is prompt. Fundi: normal.

Respiratory:
The patient is orotracheally intubated and on pressure-controlled ventilation. He is on SIMV with a rate of 2/min., PEEP 5 cmH$_2$O, PS 10 cmH$_2$O, and FiO$_2$ 40 %. The respiratory rate is 10-14/min. Breath sounds: clear bilaterally. And an arterial blood gas reveals pH 7.35, PO$_2$ 110 mmHg, PCO$_2$ 38 mmHg, BE－4, O$_2$ saturation 98 %. Chest X-ray reveals pulmonary edema in both hilar regions, with pulmonary vessel cuffing, atelectasis in the left lower lobe, and cardiomegaly.

Circulatory system:
The patient is on intraaortic balloon pump (IABP) with dopamine (DOA) and dobutamine (DOB) at 10 microgram/kg/min., respectively. Systolic blood pressure 70-90 mmHg and diastolic 30-50 mmHg over the last 24hours. The pulse is 80-100/min., regular. Neck veins were dilated three fingers above the clavicles. CK and MB: normal. An EKG shows sinus rhythm with first-degree AV block, left and right atrial enlargement. A STAT[※1] cardiac echocardiogram reveals four-chamber enlargement, with generalized severe hypokinesis, ejection fraction (EF) 20 %. Central venous pressure: 20 cmH$_2$O. Intraaortic balloon pump (IABP) is noted to be placed from the right femoral artery. Dorsalis pedis and posterior tibial pulses are weak but palpable bilaterally.

Hepato-renal function:
Both sclerae are slightly icteric. No hepatomegaly or splenomegaly. BUN 19

mg/dl, Cre 0.6 mg/dl. AST 102 IU/l and ALT 76 IU/l, elevated. LDH and ALP: normal. T-Bil 3.5 mg/dl, elevated. Abdominal ultrasound shows dilated hepatic veins without ascites. Hepatitis B and C serologies are negative. A urine sample is normal.

Electrolytes, fluid & nutrition:

Potassium ranges between 4.2 and 4.7 mEq/l. Blood glucose: 110-150 mg/dl. Serum Na, Cl, Ca, and Mg are all normal. The patient is receiving total parenteral nutrition (TPN) at 40 ml/hr with sodium restriction. Urine output: 720 ml for the last 24 hours. His body weight is constant over the last two days.

Others:

His stool is negative for occult blood. WBC 12.5[※2], Hb 10.1, Hct 28.9, Plt 155,000. His PT-INR 1.1 and aPTT 41 seconds.

[Assessment]

The key issue in the care of this patient is low output syndrome. This is a result of acute exacerbation of dilated cardiomyopathy. This condition has been refractory to inotropes and intraaortic balloon pump (IABP), with the ominous signs of sustained hypotension, acidosis, and a congested liver. At this time, his central nervous system (CNS) and respiratory status remain intact. No signs of infection.

[Plan]

The patient is on the list awaiting cardiac transplantation. For bridging, we will implant L-VAD (or left ventricular assist device), while discontinuing intraaortic balloon pump (IABP). We will wean the patient as tolerated from mechanical ventilation and taper inotrope administration, once this condition is stabilized.

※1　STATは，ラテン語の *statim* を省略したもので，immediately の意です。
※2　WBC 12.5 とは，WBC 12,500/μl のことです。ここでは×10³ が省略されていると考えてください。

第6章 Oral Case Presentation
音声CDで学ぼう！ 英語症例プレゼンテーションの実際

2.Components of Case

　第2節では，症例プレゼンテーションの重要な構成要素である現病歴，既往歴，家族歴，生活歴，そして，身体所見と検査所見について，各項目に分けて，その構造と，最も基本となる内容を，把握していきましょう。フル・プレゼンテーションではなくパーツ・プレゼンテーションですので，森ではなく木を子細に眺めることになります。

Track 08 History of Present Illness（1）

右上腹部痛を訴えて救急外来を受診した61歳・男性の現病歴

　HPI のなかに，review of systems, past history, social history が巧みに織り込まれていることにご注意下さい。

<<ID/CC>>

A 61-year-old Japanese-Korean male, retired fiscal officer presented to the emergency department with right upper quadrant（RUQ）abdominal pain.

<<HPI>>

The patient had been well until eight hours earlier when he suddenly experienced a stabbing pain during dinner. The pain was initially localized in the right upper quadrant, followed by radiation to the right flank and back. He rated the initial pain as being a 10 on a scale of 1-10. The severity fluctuated between "worst" and "tolerable." The pain has not been alleviated in any position and is aggravated by moving, coughing, and deep breathing. He noted diaphoresis and nausea. Four hours before, the patient spiked a fever with chills. He vomited once before coming to the hospital. Hematemesis, melena, or change in bowel habits were not noted. He denied chest pain, shortness of breath, or palpitations.

Two years before, an abdominal ultrasound examination during a regular check-up incidentally revealed multiple gallstones without thickening of the gallbladder wall. But the patient never had abdominal pain or jaundice. He has an eight-year history of hypertension and hyperlipidemia, but he had not seen his physician regularly. He had no history of trauma, surgery, or hospitalization. He has a 60-pack-year history of smoking and drank approximately seven glasses of beer per week for the last ten years.

Track 09 History of Present Illness (2)

咳の増悪と血痰のため予約外で外来クリニックを再診した16歳・男性の現病歴

文中，色文字の部分は，相対経過表示を用いた時間展開表現です．覚えておくと，病歴をコンパクトに表現できるようになります．

<<ID/CC>>

The patient is a 16-year-old Thai male who returned to the clinic for a progressively worsening cough and blood-tinged sputum. This visit is one week earlier than scheduled follow-up.

<<HPI>>

He had been well until four weeks earlier, when he had a dry cough without difficulty breathing, fever, or chills. One week later, he came to the clinic for evaluation. At that time, he did not have sputum production, hemoptysis, or night sweats. He denied smoking or using any medications, illicit drugs, or alcohol. His physical examination was unremarkable. No diagnostic tests or radiographic studies were performed. He was placed on a 10-day course of erythromycin on an out-patient basis and scheduled an appointment for another visit in two weeks. Thereafter, his cough became more persistent and productive in spite of the antibiotic treatment, and was occasionally tinged with blood. He was also much more fatigued over the past three days. Today, one week after the initial visit, he called us and returned to the clinic. On presentation, he is afebrile and in no acute distress, but has mild generalized wheezing. His oxygen saturation is 95 % while breathing room air.

Track 10 History of Present Illness (3)

全身浮腫と体重増加のため入院となった 16 歳・女性の現病歴

文中，色文字の部分は，相対経過表示を用いた時間展開表現です．覚えておくと，病歴をコンパクトに表現できるようになります．

HPI の末尾で，さりげなく review of systems が行われていることにご注意ください．

<<ID/CC>>

The patient is a 16-year-old Samoan female high school student who was admitted to the hospital because of swelling of the face, arms, and legs and a 12 kg weight gain over the past three weeks.

<<HPI>>

She had been in excellent health and never been edematous until three weeks prior to admission, when she developed nasal congestion, sore throat, cough, fever, and chills. Those symptoms subsided over several days with no specific therapy except for a three-day use of ibuprofen. Ten days before admission, she found her face puffy in the morning, and on the following day, she noticed swelling of her feet and difficulty putting on her shoes. Three days prior to admission, she noticed darkening of her urine. She gained 12 kg of weight gradually over the past three weeks in spite of her loss of appetite. She became anuric and had vague periumbilical discomfort during the night prior to admission. Her physician then referred her to the hospital. On admission, she is afebrile and denied headache, chest pain, dyspnea, and palpitations. She does not report any nausea, vomiting, diarrhea, melena, joint pain, purpura, rash, or pruritus.

Track 11 Past Medical History

胸痛を主訴に外来を受診した 57 歳・女性の既往歴

文中，色文字の部分は，既往歴において極めてしばしば言及される「定番」の情報です．

Past medical history と言いながら，実際には，past surgical history, social history も一部含んだ "past history" となっていることにご注意ください．

（和訳は，第 2 章 52 頁）

(*This is a 57-year-old Filipino-Hawaiian bank executive female with chest pain.*)

<<Past Medical History>>

She has had no major illnesses in the past. She has no known allergies. Her menses stopped three year ago. She has never used oral contraceptives, and is not on post-menopausal hormonal replacement therapy. She takes no other medications or nutritional supplements. She has been hospitalized only for the birth of each of her four children, and is G4P4. She has never received a blood transfusion. She does not smoke, drink, or use illicit drugs and denies any prior use. She does not drink coffee or tea.

> **TRY!** 練習6-1　上記のPast Medical Historyのパラグラフは，より短い時間でプレゼンテーションを行う場合，どのように簡潔にまとめればよいですか？一文でまとめてください。

【解答例】
She has no significant past medical history.

Track 12 Family History

左乳房のしこりに気づき，外来を受診した49歳・女性の家族歴

（和訳は，第2章52頁）

(*This is a 49-year-old Indonesian female with a lump in her left breast.*)

<<Family History>>

Her mother, age 80, is alive and well. Her maternal grandmother and two maternal aunts had breast cancer and died from it. Her father had hypertension and died of a heart attack at age 72. She has two older sisters, who are both alive and well.

Alive and wellは「健在」という意味です。Maternalは「母方」ですが，「父方」はpaternalと表現します。

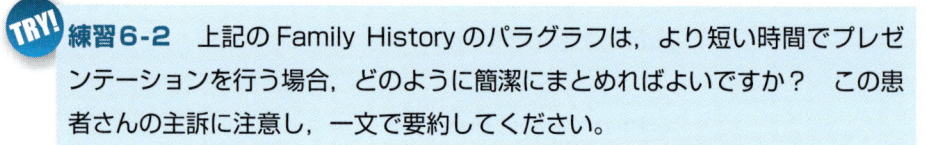

> **練習6-2** 上記の Family History のパラグラフは，より短い時間でプレゼンテーションを行う場合，どのように簡潔にまとめればよいですか？ この患者さんの主訴に注意し，一文で要約してください。

【解答例】
There is a strong family history of breast cancer in her maternal family.

Track 13 Social History

腰痛を主訴に外来を受診した68歳・男性の生活歴（社会歴）

　文中，色文字の部分は，生活歴において極めてしばしば言及される「定番」の情報です。これらの項目は，既往歴や家族歴で述べられることもあります。

（和訳は，第2章55頁）

(*This is a 68-year-old Portuguese-Chinese male with low back pain.*)

<<Social History>>

The patient has been living alone since his wife died seven years ago. He is a retired heavy equipment operator. He gets no regular exercise, and eats a lot of fast food. He has had 6-12 beers each week for the past 20 years. He smoked 1-2 packs of cigarettes per day for over 50 years, but quit seven year ago.

Track 14 Physical Examination

呼吸困難のためICUに入室となった58歳・男性の身体所見

　このサンプルのなかには，日本語の発想からは生まれてこない英語圏における常套表現を，意図的に集めてみました。特に，色文字の部分です。これらの表現をまず覚えておくと，身体所見に関するその他の英語表現を磁石のように吸い寄せていく核となります。だまされたつもりで，可能な限り暗記してください。HEENT は head, eyes, ears, nose, and throat の略で，「エイチ　イーイー　エヌ　ティ」あるいは「ヒーント」と読みます。

（和訳は，第2章65頁）

(*This is a 58-year-old man admitted to the ICU because of dyspnea.*)

<<Physical Examination>>

Physical examination reveals an anxious and diaphoretic man looking older than his stated age, who is in moderate respiratory distress, using his accessory muscles to breathe and sitting upright. He is alert and oriented to person, place, and time. He is 170 cm tall, and weighs 88 kg.

Vital Signs: Temperature, 38.2 ℃, orally; blood pressure, 180/80 mmHg in both arms, with orthostatic changes of 15 mmHg; radial pulse is 95/min., which is irregularly irregular. Respirations are 20/min. and labored. His breath has a distinctive odor.

Skin: No jaundice, or cyanosis, but he has several spider angiomata on the upper trunk and palmar erythema is noted. Nail beds are pale. There is a tattoo on his left arm.

HEENT: The neck is supple in response to flexion, extension, and rotation. Tympanic membranes and external auditory canals are clear bilaterally with normal landmarks. Extraocular movements are full. Funduscopic examination reveals papilledema, with moderate narrowing of retinal arteries, and arteriovenous crossing changes, without hemorrhages or exudates. The pupils are 3.0 mm in diameter, equal, and react directly and consensually to light. Sclerae are anicteric, but conjunctivae are pale. He has a clear oropharynx and good dental hygiene. No cervical bruits, thrills, or adenopathy is present. The jugular venous pressure is 7 cm above the sternal angle. The trachea is midline and movable.

Chest: Bibasilar rales and diffuse mild wheezes are present. The chest wall is nontender.

Cardiac: Normal S1 and physiologically split S2. A 2/6 systolic murmur, loudest at the left upper sternal border and S4 at the apex are present. There is no S3, diastolic murmur, or rub present. The point of maximal impulse (PMI) is displaced downward and laterally.

Abdomen: Soft and flat without palpable masses. Bowel sounds are present but somewhat diminished. A smooth, soft, nontender, nonpulsatile liver is felt 3 cm below the right costal margin in the midclavicular line. There is no splenomegaly, or demonstrable ascites. There are no abdominal bruits or aortic enlargement palpable.

Back: No costovertebral angle tenderness in response to percussion. There is no scoliosis.

Genitourinary: Normal male genitalia.

Rectal Examination: There is no evidence of sphincteric incompetence. A homogeneous prostate gland is slightly enlarged. The stool is negative for occult blood. There are no intraluminal masses palpable.

Extremities: Peripheral pulses are present and symmetrical without bruits. There is moderate pitting edema extending to both knees. There are no venous cords, calf or thigh tenderness present, or clubbing.

Neurologic: Cranial nerves II through XII are intact. Peripheral sensation is decreased to light touch and vibratory testing in the hands and feet. Movement of all extremities is full, forceful and symmetrical. There is no asterixis. Deep tendon reflexes are diminished throughout but symmetrical, with bilateral downgoing toes (=plantar flexion of his toes).

Track 15 Initial Workup

呼吸困難と下腿浮腫のため救急外来を受診した62歳・男性の検査所見

(和訳は，第2章67頁)

(*This is a 62-year-old male with dyspnea and swelling of the legs*)

<<Initial Workup>>

Laboratory studies show a CBC with white count 7,800/μl and a normal differential. Hemoglobin is 13.5 g/dl, hematocrit 43 %, and platelets 228,000/μl. aPTT is 30 seconds, normal with an PT-INR of 1.0.[※1] Serum chemistries demonstrate a sodium of 136 mEq/l, potassium 5.5 mEq/l, chloride 105 mEq/l, bicarbonate 24 mEq/l, BUN 25 mg/dl, creatinine 1.8 mg/dl, glucose 123 mg/dl, total protein 6.9 g/dl, albumin 3.5 g/dl. Total bilirubin, AST, ALT, alkaline phosphatase, and lactate dehydrogenase are normal. Cholesterol is 292 mg/dl. Urinalysis reveals 2+ protein, three to five nondysmorphic red cells per high-power field, and occasional hyaline casts.[※2] An ABG on room air shows a pH of 7.35, pCO$_2$ of 24 mmHg and pO$_2$ of 68 mmHg. A chest X-ray shows cardiomegaly with mildly increased pulmonary vasculature. An EKG[※3] shows sinus tachycardia at a rate of 108/min. with diffuse T-wave inversions and low voltage.

※1　aPTT，PT，出血時間，凝固時間などの検査は coagulation studies として一括されます。INR は international normalized ratio の略です。

※2　Serum chemistries に続いて U/A と述べると，uric acid（尿酸）を連想させますので，口頭では Urinalysis（検尿）と述べるほうがよいでしょう。また，high power field は「高倍率視野」と訳されますが，特に断りがない限り，「400 倍視野」を指します。

※3　心電図といえば，electrocardiogram であり，その略号は ECG のはずです。しかし，口語では，しばしば，EKG（イーケージー）と述べます。その理由は，ECG というと，echocardiography（心臓超音波検査）を連想する人がいることと，ECG を EEG = electroencephalogram（脳波）と聞き間違える人がいるからです。もちろん，ECG と言った後に，心電図に関する話が続けば，そういった誤解も生じませんが，take a STAT ECG などのように検査の依頼を告げるだけの場合には，間違いの元になることがあります。ここで，EKG はドイツ語の Elektrokardiogramm の略，米国医学がドイツ医学に学んでいた時代の遺産です。

●英語になった日本語

国際舞台において日本人に期待されていることの 1 つに，日本語でありながら世界に広がっていった言葉や概念について，日本人しか知らないエピソードを交えて語ることができる素養を挙げることができます。医学には直接関係はありませんが，Karaoke（カラオケ），Sushi（寿司），Tsunami（津波），Karoshi（過労死），Kaizen（改善）など。医学の世界では，Hashimoto disease（橋本病），Kawasaki disease（川崎病），Moyamoya disease（もやもや病），Takayasu disease（高安病），Tsutsugamushi disease（つつがむし病）など。専門を問わない教養も医師の実力の一部です。

3. Master the Pronunciation

Track 16 医学英単語111語の発音

　第3節では，日本人にとって正確な発音を知る機会が少ない医学英単語111個を取り上げてみました．木の枝に相当するパーツですが，無視できません．2回繰り返しますので，あとに続いて，発音してみてください．

Track 17
A
- [ ] abdomen
- [ ] acetylcholine
- [ ] Achilles' tendon
- [ ] acuity
- [ ] alcohol
- [ ] alopecia
- [ ] analgesic
- [ ] anesthesiology
- [ ] aneurysm
- [ ] antibiotics
- [ ] anus, anal
- [ ] anxiety, anxious
- [ ] aorta, aortic
- [ ] appendix, appendicitis
- [ ] aspirin
- [ ] asystole
- [ ] axilla

Track 18
B
- [ ] bruit, bruits

Track 19
C
- [ ] cachexia, cachectic
- [ ] caffeine
- [ ] calf
- [ ] carotid
- [ ] catheter
- [ ] cervical
- [ ] cholelithiasis
- [ ] chorea
- [ ] chylomicron
- [ ] cirrhosis
- [ ] cyanosis

Track 20
D
- [ ] defervescence
- [ ] dementia
- [ ] diastole
- [ ] diclofenac
- [ ] diphtheria
- [ ] diplopia
- [ ] diuretic
- [ ] dyspnea

Track 21
E
- [ ] elastic
- [ ] empyema
- [ ] *Escherichia coli*
- [ ] extremities

Track 22
F
- [ ] femur, femoral
- [ ] fistula
- [ ] fluid

Track 23
G
- [ ] gauze
- [ ] gingivitis
- [ ] geriatrics, geriatrician
- [ ] gestation
- [ ] gynecology

Track 24
H
- *Helicobacter pylori*
- hematochezia
- hemoptysis
- herpes
- honeycomb

Track 25
I
- iatrogenic
- ibuprofen
- inflammatory
- ischemia, ischemic

Track 26
J
- jugular

Track 27
K
- ketone

Track 28
L
- label
- lead (*as metal*「鉛」の意)
- libido

Track 29
M
- malaise
- mania
- marijuana
- melena
- menarche
- microbial
- mucosa
- myoma

Track 30
N
- narcotic
- nasal
- nausea
- nephrolithiasis
- nevus, nevi

Track 31
P
- papule
- petechia, petechiae
- pH
- phlegm
- phosphatase
- plaque
- psychiatry
- pulmonary
- purpura
- purulent

Track 32
Q
- Quinine

Track 33
R
- rabies
- rash
- respiratory
- retina
- rhinorrhea

Track 34
S
- saliva
- schizophrenia
- sepsis
- spirochete
- systole

Track 35
T
- tinnitus
- trachea
- turgor

Track 36
U
- umbilical
- uremia
- urine
- urology
- uterus
- uvula

Track 37
V
- vaccine
- vagina
- villus, villi
- virulent
- virus

4. Sweep Up Fallen Leaves

H＆P，HPI とは何か？

英語圏では，H＆P および HPI という言葉が，しばしば，用いられます。

H＆P（エイチ・アンド・ピー）とは，history taking & physical examination ＝病歴聴取と身体診察のことです。転じて，症例プレゼンテーションにおいては，「病歴と身体所見」をさします。

H＆P と同じ頻度で用いられる略語に HPI（エイチ・ピー・アイ）があります。HPI とは，history of present illness ＝現病歴のことです。History of present illness とフルに読まれたり書かれたりすることはあまりなく，HPI（エイチ・ピー・アイ）と略されます。一方，この後に続く past history, family history, social history については，PH, FH, SH と略して表現されることは，あまりありません。略さずに，読み出す，あるいは，書き出したほうが無難です。

Patient Note の例

患者に対して H＆P を行うとき，忘れてしまわないように，patient note（あるいは，patient memo）を取ります。研修，実習先の教育病院には，必ず，その病院固有の patient note が準備されています。様式について絶対的な規則があるわけではなく，要は，重要なことを漏れなく整然と記録できることが大切です。

Patient Note の例 （和訳は，第1章9頁）

■ ID & CC

Age：	*54*
Gender：	*Male*
Reason for Visit：	*Severe substernal pain for 3 hours*
Situation of Arrival：	*His wife drove him to the emergency department.*
Occupation：	*Bank executive*

■ **History of Present Illness**

Characterization/Quality:

"It felt like someone was standing on his chest."

Location:

Lower sternum.

Onset:

3 hours before. Early in the morning. During sleep.

Radiation:

Positive. In his jaw and in his left arm.

Intensity [on the numerical pain rating scale of 0 (no pain) -10 (the worst pain imaginable)]:

Initially 10. On arrival, 7.

Duration/Frequency:

Three hours. He had frequent milder pain (see "Others" below).

Events leading up to the symptom:

None this time. He was asleep.

Provoking (aggravating) factors

Any exertion worsened the pain.

But leaning forward, cough, and deep breath did not affect the pain.

Palliative (alleviating) factors:

None.

Symptoms associated with the event:

Positive for shortness of breath, nausea, vomiting, and sweating.

Others:

During the past three months

Recurrent episodes of chest discomfort on exertion.

Necessitated discontinuing the activity.

Relieved by rest and lasted no longer than 10 minutes.

Over the past two weeks

Two to three episodes of sharp chest pain each day.

By minimal exertion.

The pain was becoming more severe and more prolonged.

■ **Past History**

No history of heart diseases or lung diseases.

On a routine examination (3 years ago).

Hypertension

Hypercholesterolemia

He has not seen physicians after that.

Diabetes mellitus: he denied, but unknown.

No history of trauma, bleeding, surgery, or transfusion.

Allergies: *none*

Medications: *none*

■ **Family History**

Wife and two children: *Alive and well.*

Mother: *Died of a stroke at age 70.*

Father: *A couple of heart attacks*

Died at age 65.

Smoker, hypertension, and cholesterol problems.

Siblings: *One older brother with "crummy heart."*

■ **Social History**

Tobacco: *Two packs of cigarettes a day for the past 30 years.*

Alcohol: *Two to three beers after work.*

Other substance use: *None.*

Leisure activities: *Watching TV on weekend. Mostly sedentary life.*

Dietary habits: *Eats much meat, potatoes, bacon & eggs.*

Sleep pattern: *Sleeps well usually.*

■ **Review of Systems**

No cough, sputum, or hemoptysis

■ **Physical Examination**

General appearance:

Appeared restless, anxious, and not still. Cooperative.

Alert and oriented to time, place, and person.

Speech: fluent.

Ht: 160 cm, Bw: 70 kg. (BMI = 27.3)

Vital signs:

T 37.0 ℃ (= 98.6F), BP 150/96 mmHg, equal in both arms,

Pulse 86/min., regular, Resp 18/min..

O_2 Sat 94 % under room air.

Skin：
> *Clammy, but not cyanotic.*

Head, Nose, and Ears：
> *Unremarkable.*

Eyes：
> *Not anemic, not icteric.*
> *Fundi : normal.*

Neck：
> *No venous dilatation.*
> *Carotid pulses were normal.*
> *No carotid bruits.*

Heart：
> *S1, S2 normal, but S4 present.*
> *No murmur.*
> *No pericardial friction rubs.*

Lung：
> *Clear on auscultation.*

Abdomen：
> *No tenderness, hepatomegaly, mass, or bruits.*

Extremities：
> *Not swollen.*
> *No tenderness on calves.*
> *The pulses were equal bilaterally.*

The results of the rest of his physical examination were normal.

> **TRY! 練習6-3** この「Patient Note の例」で示された症例について，traditional format による症例プレゼンテーションを行ってみてください．解答例は次項に示します．

H＆Pのフル・プレゼンテーションの例

ここでは，前項「Patient Note の例」に掲げた症例を用いて，traditional format による症例プレゼンテーションの例を示します．

H＆Pのフル・プレゼンテーションの例　　（和訳は，第1章11頁）

■ ID & CC

A 54-year-old male bank executive who was previously diagnosed with hypertension and hyperlipidemia presents with severe substernal pain for 3 hours. His wife drove him to the emergency department.

■ History of Present Illness

He was woken by terrible burning pain deep in chest in the early morning (06：00 A.M.). It felt like someone was standing on his chest. Using a scale of 0-10, he rated the pain was a 10 initially, and it is now a 7 in the ER (three hours after the onset). To point the location of pain, he made a fist with one hand and placed it over the lower sternum. The pain radiated in his jaw and in his left arm. Any exertion worsened the pain, but leaning forward, cough, and deep breath did not. He felt like he could not catch his breath. He was nauseating, vomiting, and sweating.

Over the past three months, he had recurrent episodes of chest discomfort on exertion that necessitated stopping activity. The discomfort was usually relieved by rest and lasted no longer than 10 minutes. During the past two weeks, he experienced two to three episodes of sharp chest pain each day by minimal exertion. He also realized that the pain was becoming more severe and more prolonged.

■ Past History

He has no history of heart diseases or lung diseases. He was previously diagnosed with high blood pressure and high cholesterol level on routine examination. He denied diabetes mellitus, but he has not seen any physicians for a couple of years. He has no allergies. He is now on no medications. He has no history of trauma, bleeding, surgery, or transfusion.

■ Family History

His mother died of a stroke at age 70. His father had a couple of heart attacks and died at age 65. His father was smoker and had hypertension and cholesterol problems. The patient has one older brother with "crummy hearts." His wife and two children are alive and well.

■ Social History

He smokes two packs of cigarettes everyday for the past 30 years. He drinks two to three beers after work. He denied other substance use. As for leisure activities, he only thinks of watching TV and he spends mostly sedentary life. He eats much meat, potatoes, bacon & eggs. He sleeps well usually.

■ Review of Systems

As noted above. No cough, sputum, or hemoptysis.

■ Physical Examination

General appearance : He appeared restless, anxious, and not still. But, he was cooperative. He was alert and oriented to place, person, and date. Speech was fluent. Ht : 160 cm, Bw : 70 kg. His body mass index is 27.3. Vital signs : T 37.0 ℃ (= 98.6 °F), BP 150/96, equal in both arms, Pulse 86, regular, Resp 18. O_2 saturation was 94 % under room air. Skin : clammy, but not cyanotic. Fundi : normal. Heart : S1, S2 normal, but S4 present. No murmur. No pericardial friction rubs. The lung, jugular venous pressure, and carotid pulses were normal. No carotid bruits. No abdominal tenderness, hepatomegaly, or mass. Legs : not swollen. No tenderness on calves. The pulses were equal bilaterally. The rest of physical examination was normal.

■ Initial Workup

(Not available. To be ordered.)

■ Summary

In summary, this is a 54-year-old male bank executive complaining of severe substernal pain for 3 hours with a two-week history of worsening angina. Past history is positive for hypertension, hyperlipidemia, and cigarette smoking. His mother died of a stroke and his father died of heart attack.

■ Problem List

\# Acute severe chest pain

■ Assessment & Plan

\# Diagnostic

Based on the patient's history and physical findings, the most likely diagnosis is unstable angina followed by acute myocardial infarction (MI).

Acute severe chest pain would also make us think of aortic dissection, acute pericarditis, pulmonary embolism, and spontaneous pneumothorax in the differential diagnosis, although these diseases do not give an explanation on the recurrent feature of this patient's chest pain. In patients with acute pericarditis, leaning forward, cough, and deep breath usually aggravate the pain. But, we can not see them in this patient.

Pulmonary hypertension, mitral valve prolapse, hypertrophic cardiomyopathy are less likely because these diseases should have more prolonged course of fatigue and dyspnea. This patient also has normal S1 and S2, and does not have clicking sound or murmur. Peptic ulcer disease, gastroesophageal reflux disease, esophagitis, esophageal spasm, esophageal rupture, costochondritis, pleurisy, gall bladder disease, pancreatic disease are more remote speculations.

We first order a 12-lead electrocardiogram, because we believe the patient has a heart attack. A plain film chest X-ray and an echocardiogram would be very useful to exclude the aforementioned cardiopulmonary diseases in the differential diagnosis. We order CK and its MB isomers, troponin T every 8 hours for 24 hours, as well as a set of complete blood count (CBC), routine chemistries, prothrombin time (PT) and partial thromboplastin time (PTT). Later, we need to check lipid panel. He will be admitted to the coronary intensive care unit and undergo urgent transfemoral cardiac catheterization and coronary angiography.

Therapeutic

While waiting for the results, we start oxygen administration, cardiac monitoring to detect arrhythmia, and continuous monitor for his heart rate and blood pressure, and oxygen saturation by pulse oximetry. By establishing an intravenous line in his left arm, we give him Morphine.

Once we get a diagnosis of AMI, we start heparin as an anticoagulant agent. We also give him a 325 mg aspirin and a β-blocker to lower his blood pressure and heart rate.

Educational

We give him timely explanation and assurance on the ongoing diagnostic and therapeutic procedures.

Once the patient's condition is stabilized, we recommend a cardiac rehabilitation program and give him preventive medicine advice, that is, smoking cessation, decreasing salt (6 g/day), cholesterol, and fats in the diet, establishing the habit of regular exercise. All these are important for risk factor reduction.

Long-term antihypertensives such as an angiotensin-converting enzyme inhibitor (ACE-I) and an angiotensin II Receptor Blockers (ARB) would be warranted for controlling his blood pressure.

■ **Conclusion**

In conclusion, this is a 54-year-old male bank executive who presents with worsening angina over the past three months and finally severe substernal pain for the last 3 hours. The pain has radiation to his jaw and his left arm and is associated with dyspnea, nausea, vomiting, and

> sweating. Cardiovascular risk factor is positive for hypertension, hyperlipidemia, smoking, sedentary life style, and family history. We assume this patient is suffering from acute myocardial infarction. We will check this patient by blood draw, ECG, chest X-ray, and echocardiogram. He is admitted to the coronary intensive care unit and undergoes urgent transfemoral cardiac catheterization and coronary angiography.

患者IDおよび主訴を述べるときに役立つ表現集

■基本8表現

症例プレゼンテーションの冒頭を飾る「患者IDおよび主訴」(ID & CC) には，必ず，年齢，性別，受診経路，主訴，持続時間の5項目を含めます。

(和訳は，第2章41頁)

能動態
①来院

An 18-year-old man came to the clinic complaining of irregular heart beats for the past three days.

②受診

A 27-year-old woman presented to the hospital complaining of occasional palpitations for six weeks.

③診察

A 36-year-old man consulted his physician because of concern about a family history of sudden death.

受動態
④入院

A 45-year-old man was admitted to the hospital because of crushing chest pain of one hour duration.

⑤搬送

A 54-year-old woman was brought to the emergency room (ER) by ambulance after a five minute episode of seizure.

⑥転院

A 63-year-old woman was transferred to the hospital from another hospital because of worsening dyspnea over five days.

⑦紹介

A 72-year-old woman was referred to the cardiologist because of an incidental finding of left atrial mass.

⑧評価

> An 81-year-old man was evaluated in the clinic for constant chest discomfort over the past two months.

■ **発展7表現**

必須5項目（年齢，性別，受診経路，主訴，持続時間）のほかに，補足6項目（関連病歴，生活歴，利き腕，人種，職業，婚姻区分）を簡潔に加えると，議論の助けとなる重要な情報を冒頭から開示することが可能となります。ただし，文章の長さは基本表現の2倍を越えないようにしましょう。

（和訳は，第2章42頁）

> ①心肺停止
>
> A 66-year-old man who had collapsed on the street was found by the emergency medical technician (EMT) to be apneic and to have no pulse. He was brought to the emergency department (ED) without any witnesses or family members to give further details.
>
> ②生来健康
>
> A 22-year-old previously healthy single female college student who had never smoked came to the clinic complaining of severe cough for two days, but reported no sputum, fever, chills, loss of appetite or shortness of breath.
>
> ③基礎疾患
>
> A 44-year-old divorced male barber who had undergone maintenance hemodialysis was admitted to the hospital because of worsening shortness of breath and cough during the previous 12 hours.
>
> ④既往歴
>
> A 33-year-old Japanese male banker with a history of asthma in his childhood presented to the emergency room (ER) with chest tightness and wheezing, which developed gradually over two days after a cold.
>
> ⑤利き腕
>
> A 55-year-old left-handed male with a ten-year history of diabetes mellitus and hypertension was admitted to the hospital because of loss of control of his left arm and leg for the previous 8 hours.
>
> ⑥産科歴
>
> A 33-year-old G3P1A1 woman in the 29th week of her third pregnancy came to the ED complaining of severe sharp pain on the right side of her chest.　(G3P1A1 = gravida 3, para 1, abortion 1)

⑦移住歴

A 55-year-old Vietnamese married male cook came to the ER after an episode of coughing up about a spoonful of bloody sputum. He immigrated from Vietnam last year and does not speak English.

病歴を述べるときに役立つ基本表現集

ここでは,"Skips & Shortcuts"および"I & SMILER"をご紹介します。"Skips & Shortcuts"とは,病歴の中のある部分を,大胆に要約したり,強調したり,あるいは,一気に省略して先に進む技術です。プレゼンテーションに緩急をつけるために必要な表現でもあります。また,"I & SMILER"とは,日本という文化土壌に根ざしているだけでは,その内容を意識して取り上げることも,また,上手に英語で表現することも難しい,いわば,「英語圏における病歴の盲点」です。

■ Skips & Shortcuts

プレゼンテーションには「緩急」が必要です。そうでないと,聞き飽きてしまいます。緩急自在に話を進めるために,病歴のなかのある部分を一気に省略して先に進んだり,大胆に要約したり,強調したりする技術を身につけましょう。

①省略して前に進む
・The remainder of the history is unremarkable.
・The remainder of the past history is not contributory.

②特記すべきことがない場合には,素通りする
・She has no significant past medical history.
・His family history and social history are unremarkable.

③陽性所見に焦点を当てる
・Past medical history is only significant (or notable, remarkable) for 10 years history of diabetes.
・His social history is positive for tremendous stress at work because of the recent turndown in the economy.
・There is a strong family history of breast cancer in her maternal family.

④陰性所見を切り出し強調する
・His past history is negative for liver diseases or alcohol abuse.
・She has no history of systemic lupus erythematosus.
・There is no family history of seizures, strokes, dementia, or mental retardation.

■ I & SMILER

ここでは,日本という文化土壌に根ざしているだけでは,その内容を意識して

取り上げることも，また，上手に英語で表現することも難しい，いわば，「英語圏における病歴の盲点」を取り上げます。その目録は，I & SMILER = **I**mmunizations, **S**exual History, **M**ilitary Experience, **I**mmigration, **L**anguage, **E**thnicity, and **R**eligion の1項目です。

①**I**mmunizations
- He got full childhood immunizations, recent tetanus booster and, annual flu shot.
- She has never received pneumococcal vaccine and the immunization series for hepatitis B.

②**S**exual History
- He is gay. He and his partner have been monogamous for the past three years.
- She has a steady boyfriend. She is sexually active and states they use condoms.

③**M**ilitary Experience
- He sustained shrapnel wound in his right shoulder during tour of duty in Vietnam, 1969, U.S. Army.

④**I**mmigration
- She was born in Malaysia and immigrated to Hawaii with her family when she was six years old.

⑤**L**anguage
- He is a native speaker of Cantonese and fluent in English and Mandarin.

⑥**E**thnicity
- She is Tagalong and her husband is African-American.

⑦**R**eligion
- He is a Jehovah's Witness and refuses blood transfusions even when an emergency occurs in his surgery.
- She and her husband are both devout Catholics and declines to abort the fetus.

Review of Systems の上手なまとめ方

病歴(history)の途中，または，末尾に登場するシステム・レビュー（review of systems）も，プレゼンテーションの際には，すべての項目に言及する必要はありません。大きく3つのパターンがあることを覚えておかれるとよいでしょう。①特記事項がない場合，②陽性所見が存在し，それだけを強調する場合，③所見が陰性であり，特にそのことを強調したい場合，の3つです。以下に，各々の代表的な例文を示します。

Pattern 1 : <<When nothing particular>>　特記事項がない場合

(1) Review of systems : the patient had no other complaints or symptoms.
　　システム・レビューでは，患者自身による訴えや徴候は他に認めませんでした。

(2) The review of systems was negative (or unrevealing).
　　システム・レビューを行いましたが，特記すべき所見はありませんでした。

Pattern 2 : <<Emphasizing positive findings>>　陽性所見を強調したい場合

(3) Review of systems : only remarkable for polyuria, polydipsia, and nocturia.
　　システム・レビュー：多尿，多飲，夜間尿のみ。

(4) A review of systems revealed headache, insomnia, occasional double vision, and rare nausea. The rest of the systems review was entirely negative.
　　システム・レビューを行ったところ，頭痛，不眠のほか，時たま複視，稀に嘔気があることが明らかになりました。それ以外は陰性でした。

(5) On review of systems, the patient said she has lost ten pounds over the previous month. She has also had indigestion, early satiety, and mild abdominal pain. The remainder of the review of systems was negative.
　　システム・レビュー上，最近1か月で10ポンド(＝4.5 kg)の体重減少を聴取しました。また，胃が弱く，すぐに満腹になってしまうほか，軽度の腹痛も続いています。他は，問題ありません。

(6) On system reviews, the patient denied any other problems except for her menstrual periods, which had been fairly regular, but now have become less frequent.
　　システム・レビューでは，他に特記すべき問題を見出せませんでしたが，以前はかなり不規則であった月経周期が，最近では，発来の頻度が減ってきています。

(7) The findings pertinent to the patient's problem include frequency, dysuria, and 3 or 4 kilogram weight loss over the past 6 months. The rest of the review of systems was not contributory.
　　システム・レビューでは，頻尿，排尿困難，最近6か月間で3〜4kgの体重減少が，現病に関連していると考えられます。

Pattern 3 : <<Emphasizing negative findings>>　所見が陰性であることを強調したい場合

(8) The patient has not had chest pain, chest tightness, exertional dyspnea, orthopnea, paroxysmal nocturnal dyspnea, or palpitations. The remainder of the review of systems was noncontributory.
　　胸痛，胸部圧迫感，労作時呼吸困難，起座呼吸，夜間発作性呼吸困難，および，動悸

は認めませんでした。他も異常ありません。

(9) The patient denied weakness, weight loss, anorexia, cough, shortness of breath, sputum, hemoptysis, night sweats, chills, or fever. Other systems, especially cardiac, genitourinary, and gastrointestinal, are also negative.

　脱力，体重減少，食思不振，咳，呼吸困難，痰，血痰，寝汗，悪寒，発熱の訴えはありませんでした。循環器系，泌尿生殖器系，消化器系を含めて，他に陽性所見を認めませんでした。

General Appearance をどう表現するか

　General appearance（全身状態）は，患者の容貌（physical appearance）に病感（to explain "how sick"）を加えて述べます。Ill-looking, awake, unconscious, delirious, in（mild, severe）distress, anxious, restless, still, not still, lying down, sitting upright on exam table, cooperative などの表現が用いられます。調子が悪そうに見えない場合には，たとえば "appear well" を用いて，He（she）appeared well. のように述べます。

度量衡：単位換算一覧

　度量衡の原則は，国際単位を使用することです。しかしながら，米国では，必ずしも，そのことが実践されていません。ここでは，日米間の換算を意識した一覧表を示します。

度量衡に関する日米間の換算式と概算術

Celsius ＝（Fahrenheit − 32）× $\frac{5}{9}$

　　Celsius は摂氏温度（℃），Fahrenheit は華氏温度（℉）。
　　98 ℉ ＝ 36.7 ℃，100 ℉ ＝ 37.8 ℃，102 ℉ ＝ 38.9 ℃，
　　104 ℉ ＝ 40.0 ℃
　　2 ℉上昇するごとに 1.1 ℃上昇する等差数列と覚えます。

1 pound ＝ 0.454 kg ＝ 16 ounces
　　1 pound ＝ 0.45 kg で近似します。

1 foot ＝ 30.48 cm ＝ 12 inches
　　1 foot ＝ 30 cm で十分。

1 inch ＝ 2.54 cm
　　1 inch ＝ 2.5 cm で十分。

1 mile ＝ 1609 m
　　1 mile ＝ 1.6 km と近似します。

定番の検査結果

検査項目は非常に多岐にわたりますから，即席に準備することはなかなか難しいものです．ここでは，最も頻繁に施行される代表的な検査項目について，最も基本となる述べ方の例を示します．

■ MCV，網状赤血球，白血球分画に言及する場合

The patient's hematocrit 31, hemoglobin 10.7 with a mean corpuscular volume (MCV) 85 and reticulocyte count 5.6 %. White cell 22,400 with 88 % segmented neutrophils, 3 % band forms, 3 % lymphocytes, 2 % monocytes, and 4 % eosinophils. Platelet 216,000.

■ 正常からの逸脱を指摘する場合

His initial creatine kinase (CK) level 247, slightly elevated, with an MB fraction of 5.8, again slightly high; troponin was 0.0.

■ 繰り返された検査に変動がない場合

・Serial cardiac enzyme measurements remained normal.
・Repeat potassium level was normal.

■ 尿定性を詳しく述べる

Urinalysis revealed specific gravity 1.030, pH 6.0, 4+ protein, no glucose, and 2+ blood. Two to five white cells and 10 to 20 red cells per high-power field, few bacteria, two hyaline casts, and 4 to 5 granular cast. No eosinophils or red-cell casts.

■ 尿定量を詳しく述べる

Urinalysis showed a protein level of 2,500 mg/dl and a glucose level of 500 mg/dl. The creatinine clearance was 58 ml/min. Urinary protein excretion was 30 g per 24 hours.

■ ABG 測定時の酸素投与条件

・100 %酸素：while the patient was breathing 100 % oxygen.
・フェイスマスク：with the patient breathing at 8 L/min. of oxygen by a face mask.
・鼻カニューラ：with the patient breathing at 3 L/min. of oxygen through a nasal cannula.

■ 胸部レントゲン所見を詳しく述べる

The chest film obtained on admission showed a massive, right-sided pleural effusion, which appeared to be freely mobile in the lateral decubitus view. Cardiac and mediastinal silhouettes were normal. No fullness of the pulmonary hilar vessels, prominence of the ascending aorta, or lymphadenopathy. The left hemidiaphragm was elevated. Degenerative changes of the thoracic spine and calcification of carotid arteries were noted.

■心電図所見を詳しく述べる

An ECG (or EKG) revealed a sinus rhythm at 68 bpm with normal intervals; 1 mm of ST depression in leads V1 through V4, poor R-wave progression, and borderline voltage indicative of left ventricular hypertrophy.

(bpm = beats per minute)

■検査結果を一括して正常と述べる

Values for electrolytes, creatinine, BUN were normal, as were the results of coagulation studies, cardiac-enzyme measurements, and liver-function tests.

■赤血球沈降速度(ESR, erythrocyte sedimentation rate)

The erythrocyte sedimentation rate was 60 mm per hour.

■毒物検査／麻薬検査(Toxicology)

Toxicologic screening of urine on admission was positive for cannabinoids and cocaine.

■血清学的検査(Serologic Study)

Serologic tests were negative for hepatitis B and C viruses but positive for hepatitis A virus IgG. A VDRL test was nonreactive. Repeated tests were negative for antibody against HIV-1.

(VDRL = venereal disease research laboratory, test for syphilis)

■ツベルクリン反応(PPD)

A PPD skin test resulted in more than 20 mm of induration.

(PPD skin test = tuberculin skin test with purified protein derivative)

■グラム染色(Gram's stain)

・Gram's staining of sputum revealed moderate white cells, with some gram-positive diplococci.

・Gram's staining of the secretions showed numerous polymorphonuclear leukocytes but no organisms.

■抗酸菌染色(Acid-fast stain)

Stains of three induced sputum specimens were negative for acid-fast bacilli.

■微生物培養(Culture)

抗生剤を中止して，培養検体採取する：

All of the antibiotics were discontinued, and multiple blood cultures were obtained.

培養検体採取後，抗生剤を開始する：

Blood and urine cultures were obtained, and empirical treatment with a third-generation cephalosporin was initiated.

培養報告：

- Blood cultures remained sterile at seven days.
- Cultures of blood and urine obtained on admission revealed no growth.
- On the fourth hospital day, *Klebsiella pneumoniae* was identified in two of the three blood-culture bottles.
- The patient's urine culture contained more than 100,000 CFU of *E. coli*.
  (CFU = colony-forming units)

■脳脊髄液検査(CSF, cerebrospinal fluid examination)

患者さんが検査を承諾した：

The patient consented to undergo a lumbar puncture.

患者さんが検査を拒否した：

Lumbar puncture was recommended, but the patient refused.

検査延期：

A lumbar puncture was deferred owing to thrombocytopenia.

状態是正の上，検査施行：

A lumbar puncture was performed after a platelet transfusion.

髄液検査の結果：

Analysis of cerebrospinal fluid revealed 234 red cells per cubic millimeter, 345 white cells per cubic millimeter (80 % lymphocytes, 15 % monocytes, and 5 % neutrophils), protein 95 mg/dl, and glucose 35 mg/dl. PCR assay for herpes viruses was negative, as were a test for cryptococcal antigen. Oligoclonal bands were not observed. The results of cytologic analyses were normal.

■肺機能検査(Pulmonary Function Tests)

Tests of pulmonary function were consistent with mild obstructive disease that was reversible after the administration of bronchodilation, with no restriction or abnormal diffusion.

■肺動脈カテーテル(Pulmonary Artery Catheter, Swan-Ganz Catheter)

A pulmonary arterial catheter was inserted through his right jugular vein. The right atrial pressure was 5 mmHg, the right ventricular pressure 42/5 mmHg, the pulmonary arterial pressure 42/13 mmHg, and the pulmonary-capillary wedge pressure 13 mmHg.

■超音波検査(Ultrasonography)

- On transthoracic echocardiography, a large, irregular, friable mass attached to the interatrial septum was identified in the left atrium.
  (echocardiography = cardiac ultrasonography)
- Abdominal ultrasonography confirmed that the liver and spleen were enlarged.
- Doppler ultrasonography of the veins in the arms and legs did not reveal thrombus.

おわりに

　本書では,「症例プレゼンテーション」をただ一つの主題として取り上げ,勉強して参りました。症例プレゼンテーションは,私たちが日常的に行っている診療活動のごく当たり前の一部分であり,煎じ詰めれば,文化と習慣の賜物です。「正しい」症例プレゼンテーションの定義にこだわるのではなく,「上手な」症例プレゼンテーションを行う無数の考え方と方法があることを理解していただき,そのための手がかりを本書で得ていただければ,望外の喜びです。

　Begin with the end in mind！初めに目標ありき。明確な目標がなければ,どこにも到達することができません。End with the beginning！　終わりは新たな始まりでもあります。

　「学びの環」(Learning Circle)には,始まりもなく,終わりもありません。
　本書を読んで,まだ物足りなく感じている読者もおられることでしょう。そのような方は,巻末に参考文献を掲げておりますので,これはと思うものを,是非,手に取ってみてください。

　No pain, no gain！努力なくして,得るものはありません。にわか雨が多くrainbow stateのニックネームを持つ米国ハワイ州では,No rain, no rainbow！とも言います。雨が降らなければ,虹も見えません。各自の虹をめざして,ともに学び続けましょう。

　最後までお読みくださり,ありがとうございました。

さらに学習を深めるための読み物

《単行本》

岸本暢将編著：米国式 症例プレゼンテーションが劇的に上手くなる方法―病歴・身体所見の取り方から診療録の記載，症例提示までの実践テクニック．羊土社，2004．

 症例プレゼンテーションについてのみならず，病歴聴取と身体所見のとり方，さらに，診療録の記載の仕方まで，著者の経験に基づく実践的な助言に満ちています．短時間に一気に読むことができる入門書．

Stern SDC, Cifu AS, and Altkorn D：Symptom to Diagnosis：An Evidence-Based Guide. McGraw-Hill Medical Publishing, 2005.

 症例プレゼンテーションを行う際，その内容についてどのような理由付け（reasoning）をもって臨むべきか，主要な主訴・徴候ごとに，平易に，しかし，戦略的に学ぶことができます．

Cutler P：Problem Solving in Clinical Medicine：From Data to Diagnosis. Third Edition, Lippincott Williams & Wilkins, 1998.

 症例プレゼンテーションに限らず，症例検討における議論と対話の力を磨くために最適の書籍です．

Elliot DL and Goldberg L：The History and Physical Examination Casebook. Lippincott-Raven, 1997.

 最近改訂されていない難点がありますが，古典的名著に属します．通読・精読・音読により，安定した基礎を獲得することができるでしょう．

Billings JA and Stoeckle JD：The Clinical Encounter：A Guide to the Medical Interview and Case Presentation. 2nd ed, Mosby, 1999.

 患者さんの問診と診察の仕方を指南する書籍ですが，症例プレゼンテーションについて学ぶ際にも，たいへん参考になります．

Schiemel AW and Hladon PR：日英対訳で学ぶ米国の臨床医学．南山堂，2004．
Schiemel AW and Hladon PR：日英対訳で学ぶ米国の臨床医学（症例編）．南山堂，2004．

《辞書》

Stedman's Medical Dictionary. 28th ed, Lippincott Williams & Wilkins, 2005.

 米国において最も人気のある医学辞書．医学生のみならず，医師の使用にも十分耐えます．

Longman Dictionary of Contemporary English. Longman, 2006.

 Non-native English speaker の間で最も定評がある一般辞書．基本 2000 単語で全単語を定義しています．類語間の用法・語感の相違，英米間の発音・意味の差異が豊富に収録されており，実用的．

謝辞

　本書の執筆，編集，校閲，出版に当たり，医学書院の鳥居直介さんに，最大限の感謝の言葉を述べたいと思います。鳥居さんは，私の遅筆に，最初から最後まで，根気よく付き合ってくださり，本書を魅力的なデザインと構成に仕上げてくださいました。本当に，ありがとうございました。

　また本書の母胎は，「週刊医学界新聞」における記事連載です。そのきっかけを与えてくださいました医学書院の滝沢英行さんと，東京医科大学・霞ヶ浦病院病院長の松岡健先生にお礼を申し上げます。

　私の拙い医学英語に，専門家としての立場から，絶えず暖かいメッセージとフィードバックを下さいましたのは，聖路加看護大学・菱田治子教授，近大姫路大学看護学部・玉巻欣子先生，南東北英語教師の会・齋藤敦子先生，佐賀大学医学部社会医学国際医療コミュニュケーション科学・池田豊子教授でした。語学に対する感性は男性よりも女性が優れていると感じつつ，非常に多くのことを学ばせていただきました。

　自治医科大学では，指導医講習会やTeachers' TrainingといったFaculty Developmentにおいて，症例プレゼンテーションとケースカンファレンスについて講義，講演，実演を行う機会を与えていただきました。高久史麿学長，島田和幸病院長，早瀬行治臨床研修センター長のリーダーシップに深く感謝しております。また，Alan T. Lefor教授(外科学)，松原茂樹教授(産科婦人科学)，五味晴美准教授(感染制御部)，市橋光准教授(小児科学)，岡山雅信准教授(地域医療学部門)，渡部尚准教授(産科婦人科学)，佐藤正章講師(麻酔科学)，岩本雅弘講師(アレルギー・リウマチ病学)，益子敏弘講師(脳神経外科学)，小泉大先生(消化器一般外科学)から，各専門分野について洞見を授かり，本書の随所に反映させていただきました。

和文索引

【数字】

5W1H　19

【あ】

アーティキュレーション　84
アイコンタクト　87
アレルギー歴　51
甘え　172

【い】

一般外来　99
一般病棟　100
飲酒歴　54

【う】・【え】

内輪語　152
演壇　163

【か】

家族歴　52
学会発表　162
患者ID　40, 175, 213
患者教育　72, 176
鑑別診断　17, 74
鑑別診断ピラミッド　18

【き】

危機管理　165
危険因子　19
既往歴　**51**, 132
聞き話し　174
休止　86
　——, 自然な　87
救急外来　99
嗅診　65
緊急　101, 122
緊急度　122

【く】・【け】

クリニカル・クラークシップ　3, 32
外科　130
外科既往歴　51
結論　**75**, 78, 173
検査結果　66, 132, 219
現病歴　19, 39, 43

【こ】

呼吸数　64, 176
固有速度　83
語彙力　91
口演発表　162

【さ】

差別用語　92
三段跳び　171
産科　134

【し】

システム・レビュー　38, **56**, 176, 216
シャドウイング　146
至急　101, 122
死亡症例・合併症症例検討会　74, 76, 102
姿勢　90
時間感覚　80
時間基点　49
時間制限　158, 162
質問のマナーと技術　155
主訴　**40**, 175, 213
守秘義務　80
集中治療室　100
術前カンファレンス　130, 135
小児科　131
照明　163
身体所見　**63**, 132
身長と体重　64, **122**, 123, 135
診断
　——, 確定　73, 114
　——, 仮　73
　——, 作業　73, 114
　——, 暫定　73, 114
　——, 術後　73
　——, 術前　73
　——, 病理組織　73
　——, 臨床　73
　——の手がかり　21
診療科　99

【す】

スラー　85
スライド　**157**, 168

227

【せ】
生活歴　53
声調　85
声量　85
性器診察　175
性生活　175
絶対年月日表示　48, 141
全身状態　64

【そ】
相対経過表示　49, 141
臓器系統別　115
速度　82

【た】
第一印象　149
単位換算，日米間の　218

【ち】
治療の手がかり　21
直腸診　175

【つ】・【て】
伝え方　77
伝聞型表現　153

【と】
ドイツ語　94
ドレス・リハーサル　143
動画　159

【な】・【に】
内科既往歴　51
二段跳び　171
妊娠分娩歴　134

【は】
バイタルサイン　64, 123, 176
配布資料　159, 167
発達指数　132
発音　83

【ひ】
ビデオ　159
表情　89

評価　72
病歴　38, 132, 215

【ふ】
フォーマルプレゼンテーション　157
フル・プレゼンテーション　180, 209
プラン　72
プリセプターシップ　5
プレゼンテーション・ピッチ　86
プロブレム・リスト　70

【へ】・【ほ】
ペイン・スケール　48
ポスター発表　163

【ま】・【み】
マイク　163, 168
麻酔科　135
麻酔計画　135
間合い　86
　――，沈黙の　86
　――，発声を伴った　86
枚数制限　158
身ぶり手ぶり　90

【や】
薬物乱用歴　55, 175
薬物療法歴　51

【よ】
読み書き　174
読み原稿　81, 164
要約　69, 79

【ら】・【り】
来院理由　37, 43
リテンション　148
リプロダクション　148
略語　150
臨床病理検討会　74, 76, 81, 102, 161

【れ】
レーザーポインター　168

【わ】
和製業界用語　93

欧文索引

【A】

absolute chronological representation 48
acronym 153
admission summary 101
alive and well 199
anchor point 49
articulation 84
assessment-oriented format
　　　　　107, 119, 135, 136, 150, 190
assessment & plan 72

【B】

break 86
break, natural 87
bullet presentation 177, 150
by-system 114, 115

【C】

case mapping 114, 116
chief complaints (CC) **40**, 213
Chloride PPs 44
clinicopathological conference (CPC)
　　　　　74, 102, **161**
conclusion **74**, 79
consultation format 118, 150, 189
contents 36
contents index 6, **14**, 36

【D】

daily progress 101
delivery 36, **77**
delivery index 77
development quotient 132
diagnosis
　——, clinical 73
　——, definitive 73, 114
　——, pathological 73
　——, postoperative 73
　——, preoperative 73
　——, tentative 73, 114
　——, working 73, 114
diagnostic clues 21
differential diagnosis 17, 74
discriminating language 92
dress rehearsal 143

【E】

ECG 203
EKG 203
emergency 101
exercise & review 144
eye contact 87

【F】

facial expression 89
family history 52, 199
focused presentation 99, 101, 150, 177
follow-up presentation 100
formal presentation 104, 157
full presentation 99, 104, 180, 209

【G】

general appearance 218
general ward 100
gesture 90

【H】

H & P 206
HEENT 200
high care unit (HCU) 100
history of present illness (HPI) 43, 196, 206

【I】

ICU format **112**, 136, 154, 192
identification data (ID) **40**, 213
initial presentation 100
initial word 153
initial workup **66**, 202, 219
intensive care unit (ICU) 100, **112**
inter-professional communication 3

【J】

Japanese English 93
Japanese Medical Jargon 93

【L】

LIQQOR-AAA 45

【M】

mortality & morbidity conference (MMC)
　　　　　74, 102

229

most likely diagnosis 16, 18

[O]

olfactory examination 65
organ systems 115

[P]

pace 82
pain scale 48
past history 50
past medical history 51, 198
past surgical history 51
patient note 206
patient profile 53
pause 86
　——, silent 86
　——, verbal 86
physical examination 63, 200
pitch 85
plan
　——, diagnostic (Dx.) 72
　——, educational (Ex.) 72
　——, monitoring (Mx.) 73
　——, therapeutic (Rx.) 72
politically correctness (PC) 92
posture 90
PQRST 44
preceptorship 5
presentation pitch 86
problem-oriented system (POS) 70
problem list 70
pronunciation 83
pyramid of differential diagnosis 18

[R]

reason for visit 37, 43
relative chronological representation 49
reproduction 148
retention 148
review of systems (ROS) 56, 216
risk factors 19

[S]

shadowing 146
slur 85
SOAP format 70
social history 53, 200
standard data base (SDB) 39
summary **69**, 79
systems review 56

[T]

therapeutic clues 21
traditional format **104**, 177, 180
triple seven の原則 158

[U]

urgency 101
urinalysis (U/A) 203

[V]

vocabulary 91
vocal variety 85
Voice of America Special English 82
volume 85

[W]

word choice 91